Die

Malaria-Krankheiten

unter specieller Berücksichtigung

tropenklimatischer Gesichtspunkte.

Die

Malaria-Krankheiten

unter specieller Berücksichtigung

tropenklimatischer Gesichtspunkte.

Auf Grund von in Kaiser Wilhelms-Land (Neu-Guinea)
gemachten Beobachtungen bearbeitet

von

Dr. O. Schellong,

Arzt in Königsberg.

Mit Abbildungen im Text und 9 lithographirten Tafeln.

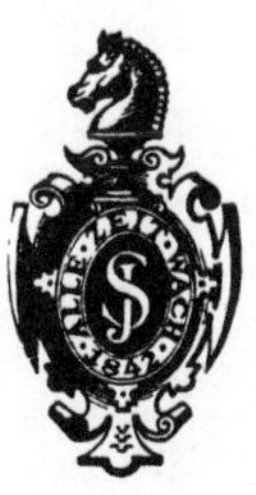

Springer-Verlag Berlin Heidelberg GmbH 1890

Additional material to this book can be downloaded from http://extras.springer.com

ISBN 978-3-662-32353-3   ISBN 978-3-662-33180-4 (eBook)
DOI 10.1007/978-3-662-33180-4

VORWORT.

Die vorliegende Arbeit gründet sich auf Beobachtungen, welche ich während eines längeren Aufenthaltes in Kaiser-Wilhelms-Land, dieser jüngsten Kolonie Deutschlands im fernen Osten, zu machen Gelegenheit fand.

Die Insel Neu-Guinea gehört zu den wenigen Punkten der Erde, welche heutzutage noch fast gänzlich unbekannt und unerforscht sind. Ein Reisender, welcher in kühnem Zuge diese Insel durchquerte, ist noch nicht gefunden und wird voraussichtlich auch nicht leicht gefunden werden. Denn es liegen hier Verhältnisse vor, welche jedes Eindringen in das Land ausserordentlich erschweren; das sind die Dichtigkeit der Vegetation, der fast gänzliche Mangel an natürlichen und geschaffenen Verkehrsstrassen, die Spärlichkeit der Eingeborenenbevölkerung und das Fehlen von jagdbarem Wild.

Waren somit die Deutschen, welche in Kaiser-Wilhelms-Land Pionierdienste leisteten, nicht reich an blendenden Erfolgen, so war es doch Manchen von ihnen vergönnt, in stiller Arbeit Nützliches zu leisten; und gerade in einer vergleichsweise bescheidenen Thätigkeit hatten Ehrgeiz und jugendlicher Drang sich bisweilen ein erhebliches Maſs herber Entsagung aufzuerlegen. Man riskierte auch hier Gesundheit und Leben, aber nicht bei Vollbringung ruhmreicher und Aufsehen erregender Thaten, sondern in Detailexplorationen, welche über den Bereich der einzelnen Stationen gewöhnlich nicht hinausgingen.

Mit der Wahrnehmung meiner ärztlichen Obliegenheiten beschäftigt, wurde es mir in noch geringerem Maſse als meinen

Kameraden zuteil, an der geographischen Erforschung des Landes mitzuarbeiten. Statt dessen verbrachte ich meine Zeit mit dem Studium mancher mir nahe liegender Fragen aus dem Gebiete der Anthropologie, Ethnologie und Klimatologie; und es waren ganz besonders die Malaria-Krankheiten, welchen ich mein fortdauerndes Interesse zuwandte.

Die Malaria-Krankheiten spielen in tropischen Ländern bekanntlich eine grosse Rolle; sie ziehen sich überall wie ein schwarzer Faden durch das frischfarbige, sonnige Bild, als welches man sich das Leben des Europäers in den Tropen vorzustellen pflegt.

Die klimatischen Gefahren, welche vorzugsweise in den Malaria-Krankheiten gipfeln, werden leicht von der einen Seite übertrieben, von der anderen unterschätzt; um so mehr bin ich in der vorliegenden Arbeit bemüht gewesen, überall den Standpunkt grösstmöglichster Objektivität zu wahren.

Auch hoffe ich, dass die allgemeine Fassung, in welcher ich den Gegenstand behandelt habe, dazu angethan sein wird, dem Buche auch bei solchen Ärzten und Laien Freunde zu gewinnen, welche nicht gerade mit tropischen Verhältnissen Fühlung unterhalten.

Dem sehr liebenswürdigen Entgegenkommen des Herrn Verlegers habe ich es zu danken, dass das Buch mit einzelnen zum Verständnis dienenden Bildern und Tafeln ausgestattet werden konnte. Ich spreche ihm auch an dieser Stelle dafür aufrichtigen Dank aus.

Königsberg, im März 1890.

Dr. O. Schellong.

Inhalts-Übersicht.

Benutzte Literatur.

1. Schneider: „Nachrichten über Kaiser Wilhelms-Land“, herausgegeben von der Neu-Guinea-Kompagnie zu Berlin. 1886. III. Heft, pag. 84.
2. Hirsch: „Handbuch der historisch-geographischen Pathologie.“
3. „Statistica della cause di morte“ in Schmidt's Jahrbüch. 1886, pag. 72.
4. Paulus: „Die Akklimatisation Deutscher in Palästina“, deutsche Kolonialzeitung 1886, pag. 632.
5. Golgi: „Über den Entwickelungskreislauf der Malaria-Parasiten bei der febr. tertiana“, Fortschr. d. Med. 1889, No. 3.
6. P. Werner: „Beobachtungen über Malaria, insbesondere das typhoide Malaria-Fieber. Berlin 1887. Aug. Hirschwald.
7. Actinson: „Forms of typhoid fever simulating remittent malarial fever“, americ. med. news Aug. 13 in Virchow-Hirsch Jahresbericht 1887. II, pag. 6.
   Squire: „Typhomalarial fever“, amer. journ. med. April, ibidem.
8. Jagoe: Lancet I. 3 Jan. 15. 1887, in Schmidt's Jahrbüch. 1888. 120. pag. 216.
9. Hertz: „Malaria-Infektionen“ in Handbuch der akuten Infektionskrankheiten (Ziemssen) 1886.
10. Canstatt's „Jahresbericht“ 1860. IV. pag. 78.
11. Virchow-Hirsch: Jahresbericht 1868, II. pag. 200 (Barthelemy Benoit: archiv de méd. nav. 1865, pag. 5 und Veillard: de la fièvre bilieuse hématurique. Paris 1867).
12. Soyka: „Bodenhygieine“.
13. Councilman: „Neuere Untersuchungen über Laveran's Organismus der Malaria“, Fortschr. d. Medizin 1888, No. 12.
14. Schellong: „Mitteilungen über die Malaria-Erkrankungen in Kaiser Wilhelms-Land“, deutsche med. Wochenschrift 1887, No. 23 und 24.
15. Marchiafava und Celli: „Weitere Untersuchungen über die Malaria-Infektionen“, Fortschr. d. Med. 1885, No. 24.

16. Schwalbe: „in den Verhandlungen der Sektion für Tropen-
    hygieine etc. auf der 60. Versammlung deutscher Naturforscher
    und Ärzte", deutsche Kolonialzeitung 1887.

17. Brunhoff: „Marineverordnungsblatt" 1887.

18. Schwalbe: „Die experimentelle Melanämie und Melanose durch
    Schwefelkohlenstoff und Kohlenoxysulfid, nebst einigen Be-
    merkungen über die Natur des Malaria-Giftes". Virchow's
    Archiv CV, 1886, 3, pag. 486.

19. Kelsch und Kiener: „Le poison palustre; sa nature et ses
    propriétés, anal. d'hyg. No. 6.

20. A. Kelsch: „Contribution à l'anatomie pathologique des maladies
    palustres endémiques. Arch. de physiolog., normale et patho-
    logique 1875.

21. Arnstein: „Bemerkungen über Melanämie und Melanose", Virchow,
    Archiv für patholog. Anatomie und Physiologie. 61. Band.

22. E. Neumann: „Notizen zur Pathologie des Blutes", Virchow's
    Archiv für patholog. Anatomie und Physiologie und für klin.
    Medizin. 116. Band. 1889.

23. Naunyn: „Fieber und Kaltwasserbehandlung", Archiv für ex-
    perim. Pathologie und Pharmakologie. 18. Band.

24. Hüter-Lossen's „Grundriss der Chirurgie". 1888, pag. 66.

25. Guarnieri: „Richenche sulle alterazioni del fegato nella infezione
    da malaria (estratto dagli Atti della R. Academia medica di
    Roma anno XIII, 1886—1887, serie II, vol. III) in Baumgarten's
    Jahresbericht 1887, pag. 326.

26. Stadelmann: „Arsenwasserstoffvergiftung", Archiv für exp. Patho-
    logie und Pharmacologie XVI (83).

27. Buchner: „Klima und Hygieine in Afrika und in den Tropen-
    ländern überhaupt", deutsche Kolonialzeitung 1886, pag. 559.

28. Heinemann: „Tropenklima und Akklimatisation der Europäer
    in Tropengegenden, nach in Mexiko gemachten Erfahrungen",
    deutsche Kolonialzeitung 1886, pag. 608.

29. Plehn: „Zur Prophylaxe der Malaria", Berlin. klin. Wochen-
    schr. 1887, No. 39.

30. Graeser: „Einige Beobachtungen über Verhütung des Malaria-
    Fiebers durch Chinin", Berl. klin. Wochenschr. 1888, No. 42.

31. Metschnikoff: „Zur Lehre von den Malaria-Krankheiten" (Russ-
    kaja medicina 1887, No. 12, pag. 207) in Baumgarten's Jahresber.
    1887, 325.

32. L. Martin: „Ärztliche Erfahrungen über die Malaria der Tropen-
    länder", 1889.

33. Schneller: „Über die Verbreitung des Wechselfiebers in Bayern
    und dessen Abnahme in den letzten Jahrzehnten". (Inaugural-
    Dissertation. München 1887).

34. Lemoine und Chaumier (in Schmidt's Jahrbüch. 1887, 214. Band):
„des troubles psychiques dans l'impaludisme", ann. méd.-psych. 7.
S. 5, p. 177, 1887.

35. Singer und Henry Dwight Chapin (in Schmidt's Jahrbüch.
1887, 215. Band): „Zur Pathologie der Erkrankungen des Nervensystems nach Malaria" (Prag. med. Wochenschr. 1887, 18, 19).
— „New-York. med. record XXXI, 3, pag. 59, 1887.

36. Charvot (in Schmidt's Jahrbüch. 1888, pag. 120): „étude clinique
sur l'orchite paludéenne", revue de chir. VIII. 8.

37. Jeannel: „La fièvre paludéenne etc.. de Montpellier (in Virchow-
Hirsch, Jahresb. 1888 II, pag. 34).

38. A. S. Smith: „Malarial affection simulating Basedow's disease",
New-York med. record XXX, 21, pag. 569 (in Schmidt's Jahrbüchern 1887, 214. Band, pag. 28).

39. Le Dentu: „orchite paludéenne. De l'éléphantiasis du testicule
indépendant de celui du scrotum." Bull. et mém. de la Soc.
de Chir. p. 615; in Virchow-Hirsch Jahresber. 1888, pag. 325

Berichtigung.

Auf Seite 1 ist die geographische Lage von Kaiser Wilhelms-
Land in Folge eines Druckfehlers unrichtig angegeben, es muss heissen:
auf der **N.**O -Küste von Neu-Guinea.

Kapitel I.

Einleitendes.

In den Jahren 1886—1888 fand ich Gelegenheit, an der
S.O.-Küste von Neu-Guinea (Kaiser Wilhelmsland) als
Augenzeuge und Mitarbeiter der ersten Anfänge deutscher Kolonisation eine Reihe von klinisch-hygienischen, im wesentlichen
dem Bereiche der Malaria zugehöriger Beobachtungen zu machen,
deren Resultat ich in Folgendem wiedergebe. Diese Beobachtungen
beziehen sich vorzugsweise auf den eng begrenzten Bezirk der
Station Finschhafen; doch ich glaube, dass die daselbst gewonnenen Anschauungen im Allgemeinen auch Verwertung
und Geltung finden können für das in Rede stehende Insel-
gebiet überhaupt, sowie endlich für andere tropische oder ausser-
tropische Gebiete, in welchen Malaria-Krankheiten endemisch
sind.

Finschhafen liegt ungefähr unter dem 7° südlicher Breite.
Die Pioniere deutscher Kolonisation, ein kleines Häuflein
deutscher Männer mit einem ebenfalls klein zu nennenden Trupp
malayischer Arbeiter, begannen daselbst im November 1885 ihre
Arbeit und besiedelten zunächst die kleine, nahe beim Festlande
gelegene Insel Madang. Auf dieser, von nur einigen wenigen
Kokuspalmen und einigen anderen Bäumen bestandenen Insel
spielte sich das ganze Leben und Treiben der Kolonisten in

den ersten Monaten vorzugsweise ab. Der geologischen Beschaffenheit nach ist diese Insel nackte, trockene Koralle,
welche nach N., O. und S. in mehr oder weniger steile Tiefen
nach dem Meere zu abfällt, nach W. in mehrfach veränderter

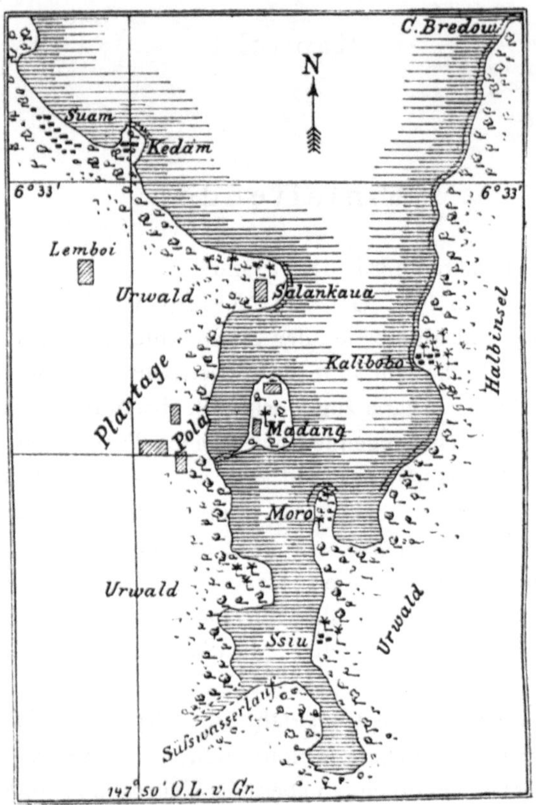

Situationsplan der Station Finschhafen.

Beschaffenheit (Kalkmergel) unter seichtem Wasserstande sich
nach dem Festlande zu fortsetzt. N.O.- und S.W.-Winde, die
ersteren vorzugsweise in der trockenen, die letzteren in der
feuchten Jahreszeit, beherrschen vorzugsweise die Insel und

sorgen für energische Ventilation; während der Nacht macht sich meist ein lauer westlicher Landwind bemerkbar. Nach O. und S. dehnt sich der Hafen aus; nach N. zu liegt die Insel offen nach dem Meere gewandt. Ebbe und Flut treiben ihr unablässiges Spiel bei Tage und bei Nacht; bei niedrigster Ebbe liegen grosse Strecken des Meeresbodens in der Richtung nach dem Festlande zu frei und es entströmen diesen Partien nicht selten mephitische Dünste mit vorherrschendem Schwefelwasserstoff-Geruch.

Im April 1886 wurde die Besiedelung des Festlandes in Angriff genommen. Über die geologische Beschaffenheit des Festlandes äussert sich Dr. Schneider (1) in seinem Berichte: „Das Land im W. der Insel besteht gleichfalls vorwiegend aus Korallenkalk oder aus Kalken, welche im Zusammenhange mit Korallenriffen gebildet sind. Den äussern Formen nach zeigt sich ein Stufenland, welches teilweise durch Bäche und Flüsse in lange Rücken aufgelöst ist. Die Gewässer führen als Geschiebe ausschliesslich korallinische Gesteine mit sich und haben einen kurzen steilen Lauf. Die kleinen Bäche sind jetzt völlig trocken, die grösseren führen mehr Wasser, als die oft sumpfige Mündung erwarten lässt.[1]) Die Berge sind bis 400 m durchaus korallinisch."

Verglichen mit der Insel Madang liegt das Küstenland, soweit es zu Anfang besiedelt wurde, auf einem ca. 5—8 m höheren Niveau, ist aber trotz der höheren Lage nur in geringem Grade für Winde bestreichbar, da fast von allen Seiten Urwald und dichtes Bambusgestrüpp den Zugang versperren. Gerade an der Stelle, wo die ersten Häuser hingebaut wurden, befindet sich eine ziemlich ausgedehnte, jetzt verlassene Eingeborenen-Plantage, dahinter bis zu den Vorbergen grössere Flächen trockenen Graslandes (allang allang). Der Boden ist von einer nur spärlichen 4—10 cm dicken Humusschicht überlagert, welche Durch-

---

[1]) Die Versumpfungen der Bachmündungen gehen nirgends weiter als ein paar Meter in das Land hinein und unterliegen dem Einflusse von Ebbe und Flut.

feuchtungen schnell an die tiefer gelegenen, porösen korallinischen Gesteinsarten abgiebt und dann hart und rissig wird.

Die Eingeborenen der Finschhafener Gegend haben ihre Dörfer in die Nähe des Meeres und mit Vorliebe in Flussmündungen gelegt. Ausser in der nächsten Umgebung des Hauses wird der Wohnplatz weder gesäubert noch aufgeräumt; die Häuser werden bald auf $1\frac{1}{2}$—2 m hohen Pfählen gebaut, bald zu ebener Erde angelegt. Als Trinkwasser benutzen die Eingeborenen vorzugsweise das Wasser aus kleinen Korallenbächen; ihre Pflanzungen von Yam und Taro verlegen sie stets in erheblicher ($\frac{1}{4}$—$\frac{1}{2}$ stündiger) Entfernung von den Dörfern. Fieber-Erkrankungen sind den Eingeborenen sehr wohl bekannt; aber sie wissen weder etwas über deren Ursachen, noch haben sie eine Vorstellung von Arznei-Mitteln, diesen Erkrankungen zu begegnen; auch schien es, als ob die Malaria-Erkrankungen in ihren Dörfern zu verschiedenen Zeiten in verschiedener Häufigkeit und Schwere auftraten, und dass Todesfälle nicht selten waren.

Die Krankheitsbeobachtungen, auf welche sich die vorliegende Arbeit gründet, wurden an den Angehörigen verschiedener Rassen gemacht: an Europäern, Malayen, Melanesiern und auch vorübergehend an Chinesen.

Soweit es erforderlich war, sind die Erkrankungen dieser verschiedenen Rassen in Folgendem auseinander gehalten.

Im Allgemeinen hat aber gerade die klinische Seite der Erkrankungen nicht so nennenswerte Unterschiede gezeigt, dass eine solche nach Rassen gesonderte Betrachtung durchweg geboten erschiene.

Die Verhältnisse brachten es mit sich, dass die Beobachtungen nach mancher Richtung hin Lücken aufweisen, welche ich gern vermieden sehen hätte; es wird aber ein solcher hier und da zu Tage tretender Mangel leicht erklärlich und entschuldbar erscheinen für jemanden, welcher sich hineinzudenken vermag in die sehr eigenartigen Verhältnisse, unter welchen sich die Anfänge einer Kolonisation in einem ganz unwirtlichen, kulturlosen Lande darstellen. Da fehlt dem Beobachtungsmaterial vor allem die erforderliche Stabilität. Denn sowohl Europäer als auch Arbeiter verändern fortwährend Wohnsitz und Lebensbedingungen; sie werden je nach Bedarf bald dieser bald jener Station zugeteilt, verändern aber auch auf einer und derselben Station häufig Wohnungen, Wohnplätze, Beschäftigung und damit die Bedingungen, welche besonders für die ätiologische Seite der Malaria von Wichtigkeit sind. Unter diesen Umständen war es desshalb nur immer eine beschränkte Anzahl von Personen, welche eine Beobachtung unter sich gleich bleibenden Bedingungen über einen längeren Zeitraum zuliess.

Für diejenigen, welche sich etwa veranlasst sehen möchten, aus dieser Publikation Schlüsse abzuleiten hinsichtlich der Kolonisationsmöglichkeit von Kaiser Wilhelms-Land, ist es nicht unwichtig hervorzuheben, dass die Beobachtungen zu einer Zeit gemacht wurden, wo die Bedingungen für das Zustandekommen der Malaria-Krankheiten in allerreichstem Maſse vorhanden waren, Bedingungen, welche bei fortschreitender Kolonisation naturgemäss in Wegfall kommen dürften. So unterliegt es für mich keinem Zweifel, dass ungenügende Wohnungen und mangelhafte Verpflegung an der ausserordentlichen Häufigkeit der Malaria-Erkrankungen Finschhafens einen sehr wesentlichen Anteil trugen. Auch der aus ungenügender Kenntnis oder Unterschätzung entspringende, oder auf unbegründeten Vorurteilen fussende Widerstand, welcher einer rationellen medikamentösen Behandlung besonders den energischen Chininkuren von einzelnen Personen entgegengesetzt wurde, hat sicherlich seinen Teil dazu beigetragen, die Krankheiten und die Ausgänge derselben ungünstig zu beeinflussen, was besonders auch bezüglich einiger Todesfälle gilt, welche aller Wahrscheinlichkeit nach bei richtigem Verhalten hätten vermieden werden können.

Es ist endlich noch eines hierher gehörenden Umstandes Erwähnung zu thun. Analog den Beobachtungen aus andern endemischen Malariagebieten über die Schwankungen der In-

tensität des Malariavirus innerhalb grösserer Zeiträume, so habe
ich auch bezüglich der Malaria Finschhafens den Eindruck gewonnen, als ob während des grössten Teiles des zweiten Beob-
achtungsjahres ein solches ungewöhnliches Intensitätsverhältnis
vorlag. Ich schliesse das weniger aus der absoluten Höhe der
notierten Krankheitsziffern und Todesfälle (cf. Tabelle C.) als
aus dem Umstande, dass auch zu dieser Zeit (Dezember 1886
bis Mai 1887) ausserordentlich zahlreiche Todesfälle unter der
eingeborenen Bevölkerung vorkamen, und diese Thatsache von
den Eingeborenen ausdrücklich als eine aussergewöhnliche bezeichnet wurde.

Alles in allem genommen, möge diese Publikation zu der
sehr interessanten und in der Erkenntnis ihres Wesens noch
lange nicht abgeschlossenen Frage der Malaria-Erkrankungen
einen Beitrag liefern und das in Fachkreisen noch immer sehr
lau diskutierte Gebiet der Tropen-Hygiene, entsprechend seiner
gegenwärtigen Bedeutung, in Anregung bringen.

Kapitel II.

Häufigkeit der Malaria-Krankheiten in den Tropen und ihre praktische Bedeutung.

Es ist eine bekannte Thatsache, dass die Malaria eine vorzugsweise Krankheit der tropischen und subtropischen Länder
ist; sie herrscht hier endemisch und ist der gefürchtete Feind
aller Europäer, welche ihr Weg in solche Länder führt. Die
vielfach übertriebenen Anschauungen von der Gefährlichkeit des
Tropenklimas finden ihre wesentlichste Stütze in dem so häufigen Auftreten der Malaria-Krankheiten in tropischen Ländern.
Es soll zwar keineswegs geläugnet werden, dass auch rein

klimatische Einflüsse, also besonders die tropische Hitze, ihre ungünstige Einwirkung auf den Körper des Europäers ausüben können; wenn man aber von der »Blutverdünnung« und »Nervosität« sprechen hört, welcher der Europäer in den Tropen erbarmungslos anheimfällt, und wiederum von der berüchtigten „Tropenleber", so kann man fast ebenso sicher annehmen, dass wie hier der Alkohol-Missbrauch die eigentliche Causa peccans bildet, im andern Falle die Malaria als das eigentliche Grundübel anzusehen ist.[1]) Demgemäss fällt auch die Frage von der Akklimatisations-Fähigkeit des Europäers für die Tropen nahezu zusammen mit der Frage von der Akkommodations-Möglichkeit desselben für die Malaria und schon aus diesem Grunde ist den Malaria-Krankheiten der Tropen das weitgehendste Interesse entgegen zu bringen.

In Bezug auf die geographische Verbreitung der Malaria-Krankheiten auf der Erde und speziell auch in tropischen Ländern verweise ich auf Hirsch (2) „Handbuch der historisch-geographischen Pathologie".

Zur Illustration der Häufigkeit, mit welcher Europäer und Eingeborene in Malaria-Gebieten von dieser Krankheit befallen werden, mögen die folgenden Zahlenangaben dienen:

in Britisch Guayanna (2) (Süd-
   Amerika) erkrankten . . 77 % der englischen Besatzung
in chinesischen Hafenstädten
   (2) (Asien) erkrankten . . 55,7 % der englischen Besatzung
in Indien (2) (Asien) erkrankten 41,1 % der europäischen Truppen
an der Westküste von Afrika (2)
   (Senegambien) erkrankten 32 % der eingebornen Truppen

---

[1]) Anämische Zustände bilden sich leichter heraus bei den Frauen. Zur Erklärung derselben werden eine Reihe von Hypothesen ins Feld geführt; van der Burg nimmt eine verminderte Energie der Respiration als eigentliche Ursache an; von anderer Seite wird darauf hingewiesen, dass die Frauen einen grossen Teil des Tages in ihren „verhängten" Wohnungen zuzubringen pflegen, sich in Folge dessen dem wohlthätigen Einflusse des Sonnenlichtes entziehen (cf. Chlorophyll der Pflanze!), ausbleichen (32).

in Neu-Guinea (Kaiser Wil-
    helms - Land) erkrankten
    in den Jahren 1886/88 ca. 99 % der Europäer.

Ein Ueberblick über die Mortalität an Malaria ergiebt
sich aus den folgenden Ziffern. Es starben:

in Kalabrien (3) . . . . 0,17—0,26 %
in der Kolonie Jaffa (4) . . . . 2—3 %
auf Ceylon (2)
    Neger . . . . 0,11 %
    Inder . . . . 0,45 %
    Malayen . . . . 0,67 %
    Eingeborne Ceylons . . . . 0,70 %
    Europäer . . . . 2,46 %
in Neu-Guinea (Kaiser Wilhelms-Land)
    Malayen . . . . 14,00 %
    Europäer . . . . 9,00 %[1])

Wenngleich diese Daten nicht ohne Weiteres mit einander
in Vergleich zu setzen sind, so erhellt daraus doch zur Genüge,
dass ein so hohes Erkrankungs- und Mortalitäts-Verhältnis, wie
es sich in diesen Zahlen ausdrückt, auf die Arbeitsleistung der
Gesammtheit oder auch nur einzelner Rassen oder Individuen
nicht anders als von sehr einschneidender Bedeutung sein kann.
Gar nicht zu gedenken der grösseren und kleineren Forschungs-
Expeditionen unserer Reisenden, bei welchen die Bedingungen
für das Zustandekommen der Malaria naturgemäss in viel
höherem Grade vorhanden sind; auch das vergleichsweise ruhige
und ohne auffallende Strapazen einhergehende Leben auf einer
noch im Werden begriffenen Station oder Siedelung wird
durch diese Erkrankungen in so hohem Maße beeinflusst, dass,

---

1) Bei dem Zusammentreffen ungünstiger Umstände (z. B.
schlechte Ernährung, mangelhafte Wohnung, ungünstige Jahreszeit etc.)
kann die Mortalität an Malaria ganz excessive Höhen erreichen. So
berichtet Martin (32), dass ihm innerhalb dreier Monate von 200 chinesischen Arbeitern mehr als 80, d. i. über 40%, an den schwersten und
akutesten Formen der Malaria starben.

sofern nicht die Arbeitskräfte im Ueberfluss vorhanden sind, der ganze Apparat leicht ins Stocken geräth. Ich habe in Kaiser Wilhelms-Land gesehen, wie das Leben mancher Europäer dort nicht viel Anderes als eine ununterbrochene Kette fortwährender Erkrankungen darstellte. Man rechnete auf der Station Finschhafen mit dem „Fieber" als einem so selbstverständlichen Vorkommnis, dass es nicht mehr auffiel, wenn der eine oder der andere aus unserer Tischgesellschaft zu den Mahlzeiten nicht anwesend war und ein Gefühl von Teilnahme für den Erkrankten sich erst dann eigentlich zu regen begann, wenn man erfuhr, dass er an einer besonders schweren Form des Fiebers erkrankt sei. Wir haben dort manchen guten Kamerad in die einsame Erde gebettet, und die Frage, welche bei solch trauriger Gelegenheit auf Aller Mienen zu lesen war, lautete immer: wer wird der Nächste sein? Ob es in unsern afrikanischen Kolonien zu Anfang viel günstiger aussah, vermag ich nicht zu entscheiden, da ausführliche Berichte darüber mir nicht zugänglich waren, auch meines Wissens nicht veröffentlicht sind. Herren, welche in Afrika gereist waren und darauf Neu-Guinea kennen lernten, versicherten mir, dass Häufigkeit und Schwere der Erkrankungen dort ebenso zahlreich seien wie hier. Es ist übrigens auch im Allgemeinen von untergeordneter Bedeutung, dieses Verhältnis genau zahlenmässig gegeneinander abzuschätzen. Das Klima ist gleich schlecht, ob 75 oder 99 % Erkrankungen herauskommen. Nichtsdestoweniger beweisen beide Ziffern oder selbst noch viel ungünstigere in keinem Falle mehr, als dass Verhältnisse vorliegen, welche die Kolonisation dieser Länder äusserst erschweren; sie lassen aber nicht den oftmals fälschlich und zu Unrecht gezogenen Schluss zu, dass durch so ungünstige klimatische Verhältnisse nun auch die Kolonisations-Fähigkeit dieser Gebiete überhaupt in Frage gestellt werde. Grosse Leistungen verlangen grosse Opfer; und diese werden nicht gescheut werden, wenn ein zielbewusster Endzweck, die Aussicht auf ein grosses zu erreichendes Endresultat im Auge behalten wird. Es kann in dieser Hinsicht nicht genugsam betont werden, dass kolonialpolitische Fragen von ganz andern als hygienischen Gesichtspunkten zu diskutieren sind, dass alle etwa von Seiten der Hygiene erhobene Bedenken für solche grosse Fragen erst in zweiter Linie in Betracht kommen. Wo es sich um detaillierte Fragen, um spezielle Aufgaben handelt, wird freilich naturgemäss der Hygiene ihr erstes Recht eingeräumt werden müssen. Es wäre absurd, wenn man bei der Auswahl eines für die Anlage einer Station geeigneten Platzes unter mehreren, bei sonst sich gleich bleibenden Bedingungen (Hafen etc.), nicht denjenigen auswählen wollte, welcher die günstigeren Chancen in hygienischer Hinsicht darböte. Es bliebe unverständlich, wenn man den so ausserordentlich wichtigen Forderungen, welche die Hygiene an Wohnungen, Ernährung etc. in den Tropen stellt, nicht in denkbar thunlichstem Maße Rechnung tragen wollte. Denn der Nutzen, welchen gute hygienische Grundbedingungen in den Tropen stiften, ist ein doppelter: sie setzen die Erkrankungen zweifelsohne herunter und heben damit die Arbeitsleistung; und sie heben andrerseits das Vertrauen und den moralischen Mut des Einzelnen, des dort lebenden Europäers, welchem ohnehin schon Enttäuschungen so mancher Art zuteil werden. So wird also die gehörige Beachtung und Würdigung tropenhygienischer Aufgaben ohne Frage dazu berufen sein, ein kolonisatorisches Unternehmen sehr wesentlich zu fördern; die Basis für dasselbe ist aber stets auf rein wirtschaftlichem Gebiete zu suchen.

Es ist bekannt, dass in den alten blühenden Kolonieen der Engländer und Holländer die Malaria-Krankheiten auch heute noch, wenngleich zurückgegangen, so doch keineswegs verschwunden sind und noch alljährlich eine vergleichsweise grosse Anzahl der dort lebenden Europäer nöthigen, das Klima zu wechseln. Glänzende Städte wie Batavia und Soerabaya sind als Fieberherde auch heutzutage noch so bekannt, dass die Gewohnheit besteht, denjenigen Personen, welche auf der Durchreise daselbst zu übernachten genöthigt sind, eine Dosis Chinin zu geben, bevor sie das Schiff verlassen. Und doch! wer wird heutzutage ein ernstes Bedenken hegen, in diese Kolonieen überzusiedeln, wenn sich ihm ein grosser materieller Gewinn bietet.

Auch die Kolonie Queensland in Australien mit ihrem Reichthum an Erzen fordert noch zahlreiche Opfer an Malaria, und doch bringt jedes Schiff neue Einwanderer hinein und grosse Städte entstehen gleichsam über Nacht; der Glanz des Goldes ist mächtiger als alle Bedenken für Gesundheit und Leben.

Eine alte Erfahrung hat gelehrt, dass die Malaria-Krankheiten allerorts in dem Maſse zurückgehen, in welchem die Kultur fortschreitet; eine weitere, dass man sich in Malaria-Ländern einigermassen, wenn auch nicht sicher, gegen die Gefahren, welche die Malaria-Krankheiten mit sich bringen, schützen könne. In diesen beiden Momenten ist ein gewisser Trost enthalten gegenüber der Thatsache, dass die Anfangsstadien einer Kolonie in den Tropen so enorm hohe Opfer an Gesundheit und Leben verlangen. Ein gewisses gesundheitliches Risiko besteht für jeden, der sich an den Schauplatz einer kolonisatorischen Thätigkeit begiebt; und es ist wichtig, dass sich ein jeder über diesen Punkt klar wird, bevor er in den Dienst eines solchen Unternehmens tritt. Nur in der offenen Anerkenntnis dieser Sachlage werden Enttäuschungen auf der einen oder der anderen Seite erspart werden.

Kapitel III.

Die Malaria-Krankheiten in Kaiser Wilhelms-Land (Station Finschhafen). Allgemeines Bild.

Malaria-Erkrankungen in Kaiser Wilhelms-Land sind ein alltägliches Vorkommnis. Ich erinnere mich nicht einen einzigen Tag erlebt zu haben, wo mich diese Krankheiten als Arzt nicht beschäftigt hätten. Von den zu der Zeit meines Aufenthaltes begründeten Küstenstationen erwies sich am ungünstigsten die Hauptstation Finschhafen, über deren Lage bereits im I. Kapitel nähere Angaben gemacht sind. Es erkrankten hier die Angehörigen der verschiedenen Rassen: Europäer, Malayen, Chinesen und Melanesier in nur wenig wechselnden Prozentsätzen; die Infektionsbedingungen mussten hier ausserordentlich günstige sein: zwei Europäer, welche mehrere Jahre auf Sumatra gelebt hatten, ohne das Fieber zu acquirieren, erkrankten bald nach ihrer Uebersiedelung nach Finschhafen zu wiederholten Malen und erlitten alsbald nennenswerthe Störungen in ihrer Gesundheit[1]); ein bereits hochbejahrter Herr, welcher sich einige

[1]) Die hier angeführte Thatsache spricht für die Ungunst des Klimas von Neu-Guinea, soll aber keineswegs zu dem Schluss verleiten, als ob Sumatra günstigere klimatische Bedingungen besässe. Die Entscheidung darüber, welcher von 2 Orten, wo die Malaria endemisch herrscht, der günstigere ist, kann gewöhnlich nur unter aller Reserve erfolgen. Statistiken, welche darüber Aufschluss zu geben vermöchten, existieren entweder überhaupt nicht oder sind nicht nach den gleichen Gesichtspunkten verfasst; das Urteil der Laien ist oftmals tendenziös gefärbt. Die kompetenteste Beantwortung würde am ehesten denjenigen vorurteilsfreien Reisenden, besonders Ärzten, möglich sein, welche die zu vergleichenden Plätze aus eigener Anschauung und auf Grund gewissenhafter Beobachtungen kennen gelernt haben. Nach den Äusserungen, wie solche mir gegenüber von Laien gerade über das Klima von Deli gemacht wurden, musste ich annehmen, dass Malaria-Erkrankungen daselbst keine sehr bedeutende, wenigstens nicht eingreifende Rolle spielten; auch aus dem Berichte

Decennien hindurch in Australien, zuletzt mehrere Jahre in dem ebenfalls als Malaria-Gebiet bekannten Queensland einer guten Gesundheit und einer verhältnismässigen Rüstigkeit zu erfreuen hatte, verstarb in Finschhafen bei seiner zweiten Fiebererkrankung; das gleiche Schicksal teilte ein in der Mitte der dreissiger Jahre stehender Herr, welcher aus Samoa zugegangen war; ein anderer Herr, der lange in N.- und S.-Amerika gelebt hatte, machte in Finschhafen seine erste Bekanntschaft mit dem Fieber. Von allen Europäern, welche länger als $\frac{1}{2}$ Jahr auf der Station Finschhafen gelebt hatten, kannte ich überhaupt nur einen einzigen, welcher nicht an den Erkrankungen teilnahm und seine Widerstandsfähigkeit gegen die Malaria auch während der ganzen Zeit seines 16monatlichen Aufenthalts behauptete. Dieser Herr bildete in dieser Hinsicht ein seltenes und fast rätselhaftes Unikum; er ist auch nach seiner Rückkehr in die Heimat nicht erkrankt, also auch nicht einmal latent infiziert gewesen; ihm ist es zu danken, dass die Malaria-Statistik Finschhafens nicht 100 %, sondern nur 99 % Erkrankungen aufweist[1]).

von Paster (Deutsche Kolonialzeitung 1886 S. 583) geht nicht hervor, dass Morbidität und Mortalität daselbst sehr auffallende seien. Nun erscheint eine Arbeit von Martin (32), aus welcher dem vorurteilsfreien Beurteiler ohne weiteres einleuchtet, dass Deli zu den allerwüthendsten Malaria-Herden gehört, welche überhaupt auf der Erde existieren mögen (Mortalität bis 40 %). Nichtsdestoweniger nimmt die Tabakkultur daselbst von Jahr zu Jahr grossartigere Dimensionen an.

[1]) Die Jahresübersicht der Erkrankungen der Station Finschhafen gestaltete sich folgendermassen:

es erkrankten an Malaria im Jahre:

150 Personen in 977 Fällen (651 %) u. 11 Todesfällen (= 7,3 %)
darunter

56 Europäer	„ 412	„	(735 %) u. 5	„	(= 9,0 %)
42 Malayen	„ 310	„	(738 %) u. 6	„	(= 14,0 %)
52 Melanesier	„ 255	„	(490 %) u. 0	„	(= 0,0 %).

Das Jahresmittel der monatlichen Erkrankungen berechnete sich für alle Personen zu 43,1 %, für Europäer zu 48,4 %; für Malayen zu 48,3 %; für Melanesier 32,5 %; es waren demnach nahezu die Hälfte der Europäer und Malayen in jedem Monate fieberkrank; der Chininverbrauch belief sich durchschnittlich auf 23 g pro Jahr und Kopf; 39 g pro Jahr und Kopf des Europäers.

Die Tabelle A enthält eine Zusammenstellung von 37 Europäern der Station Finschhafen (mit Ausnahme der zur Station Hatzfeldhafen zählenden No. 25), bei welchen längere Zeit hindurch die Malaria-Erkrankungen fortlaufend und zuverlässig beobachtet werden konnten. Die kürzeste Beobachtungsdauer erstreckte sich auf 7, die längste auf 26 Monate, die durchschnittliche pro Person auf 16,5 Monate, also im allgemeinen über einen Zeitraum, welcher immerhin gross genug ist, um ein ungefähres Urteil zu ermöglichen für die Frage, wie häufig die Europäer in Finschhafen den Malaria-Krankheiten ausgesetzt waren und in welcher Weise ihr Gesundheitszustand im allgemeinen litt.

In der Rubrik a wurde der Versuch gemacht, die Personen rücksichtlich Geschlecht, Alter, Körperkonstitution und Temperament unter gleiche Gesichtspunkte zu bringen; die Rubrik c enthält die Beobachtungsdauer für jede einzelne Person nach Monaten. In der Rubrik d wurde die Anzahl der journalmässig notierten Fiebererkrankungen eingetragen; die Rubrik e berichtet über das Befinden, welches jeder einzelnen Person am Schlusse der Beobachtungszeit zuerkannt werden durfte, 1 = unverändert gut, 2 = wenig gelitten, 3 = empfindlich gelitten, 4 = entschieden geschädigt.

Ich bin nun weit davon entfernt, den Wert dieser Zusammenstellung zu überschätzen. Mehrere sehr wertvolle Punkte konnten dabei nicht in gehöriger Weise auseinander gehalten werden; so also namentlich nicht die äusseren Lebensbedingungen, wie Wohnung, Beschäftigung und Lebensweise, das Verhalten des Einzelnen zu therapeutischen Gesichtspunkten u. a. m. Auch ist das hier zusammengestellte Material an und für sich zu klein, als dass etwaige Schlussfolgerungen zu grosse Verallgemeinerung finden könnten.

Was ich daraus folgern möchte, ist nur das folgende:

1. Der Europäer, welcher $16^{1}/_{2}$ Monate, gleich 495 Tage, in Finschhafen lebt, hat im allgemeinen die Aussicht, während dieser Zeit neun Mal am Fieber zu erkranken; wenn sich seine

Additional material from *Die Malaria-Krankheiten unter specieller Berücksichtigung tropenklimatischer Gesichtspunkte,* ISBN 978-3-662-32353-3 (978-3-662-32353-3_OSFO1), is available at http://extras.springer.com

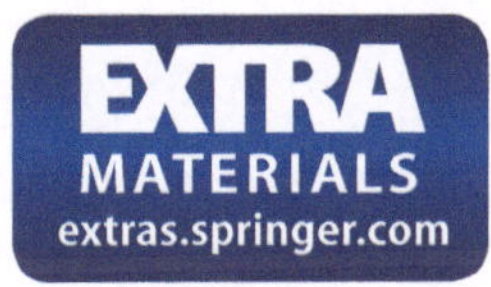

Erkrankungen auf regelmässige Zeiträume verteilen würden, so würde also auf je 55 Tage eine Fiebererkrankung entfallen.

2. Bei 12 Personen, deren Befinden am Ende der Beobachtungszeit als unverändert gut (1) oder fast unverändert gut (1—2) notiert wurde, fiel auf den Zeitraum von je 60 Tagen eine Erkrankung; bei 10 Personen, welche am Fieber verstorben oder deren Befinden am Ende der Beobachtungszeit mit 3 und 4 notiert wurde, kam auf je 36 Tage eine Erkrankung, so dass im allgemeinen das gesundheitliche Risiko, welches eine Person läuft, proportional zu setzen ist der Häufigkeit ihrer Erkrankungen.

3. Frauen erkranken nicht häufiger als Männer (eher seltener, eine Erkrankung auf je 68 Tage) und halten sich vergleichsweise lange Zeit hindurch auf der Höhe ihres gesundheitlichen Befindens (8 und 9 der Tabelle).

4. Kinder erkranken ebenfalls nicht über den Durchschnitt hinaus, werden aber in ihrem Allgemeinbefinden leichter geschädigt (4—7 der Tabelle).

5. Besonders kräftige Männer mit Anlage zur Korpulenz haben vor solchen mit Durchschnittskonstitution nichts voraus; die No. 11—19 erkrankten im Durchschnitt genau jeden 60. Tag; die No. 20—31 jeden 61,8. Tag.

6. Anämische, nervöse, durch klimatische oder andere schädigende Einflüsse (Potus) heruntergekommene Personen, vertragen das Klima am allerschlechtesten; die No. 32—37 erkrankten im Durchschnitt jeden 35. Tag und waren in ihrer Gesundheit empfindlich geschädigt.

Unter den Europäern hatte ich mich gewöhnt, 4 Kategorien aufzustellen:

1. solche, welche überhaupt nicht an Malaria erkrankten — betraf vorzugsweise das Schiffspersonal,

2. solche, welche seltene Fiebererkrankungen hatten, das Klima gut zu vertragen schienen,

3. solche, welche in verhältnismässig kurzen (monatlichen)

Zwischenräumen erkrankten, das Klima nur bedingungsweise vertrugen,

4. solche, welche bereits an ausgesprochener Malariaanämie litten und eines dringenden Klimawechsels benötigten.

Ich selbst rechnete mich zu der zweiten Kategorie; ich habe von Zeit zu Zeit meine Fiebererkrankungen hinnehmen müssen, bin aber trotzdem stets leistungsfähig geblieben und habe meine ärztliche Thätigkeit niemals länger als für Stunden aussetzen dürfen. Die Aufzeichnungen, welche ich mir über meine eigenen Erkrankungen gemacht habe, stehe ich nicht an hier wiederzugeben; da ich alles das, was ich zu der individuellen Bekämpfung der Malaria für erforderlich erachtete, stets selbst gewissenhaft befolgte, so illustriert meine Krankengeschichte zugleich das Mass dessen, was unter den obwaltenden Umständen in gesundheitlicher Beziehung zu erreichen möglich war.

Chinin.

No. 1. Nachdem ich (No. 21, Tab. A.) im Laufe der ersten 8 Monate meines dortigen Aufenthaltes nur wenige (3—4) Malaria-Fieber leichterer Art durchgemacht hatte, bekam ich (1887) in der Sylvesternacht 1886/87 einen heftigen *Paroxysmus*, welcher sich nach Chinin nicht wiederholte; 5 g   5,0 Chinin in Verbindung mit einer mehrtägigen Dienstreise über See stellten mich schnell wieder her.

Anfang März glaube ich wiederum Fieberprodrome zu verspüren (Mattigkeit, Schwere in den Gliedern); deshalb an je 2 Tagen 1,5 Chinin.   3,0

12/14. III. es besteht Neigung zum Frösteln und besonders des Nachts reichliches Schwitzen; desgleichen Schnupfen, aber keine nachweisbare Temperatur-Erhöhung. Am 14. abends sistiert der Schnupfen wie abgeschnitten nach einem kalten Bade.

31. III. Neuralgische Attaken im Gebiete des Quintus (besonders paroxysmweise auftretendes „Spicken" in beiden Wangen).

1. IV. Frösteln am Abend.

2. IV. Ischias; trotz des Gefühls fortdauernder Mattigkeit kein Schlaf.

30. IV. *Fieberparoxysm.* Mittags 39,7. Als Gelegenheitsursache konnte gelten die Verlegung meiner Wohnung in

ein anderes auf dem Festlande (Lemboi) befindliches Haus oder die Obduktion einer Malarialeiche; $2^1/_2$ Stunden nach Beendigung der Sektion setzte der Schüttelfrost ein: Subjektives Hitzegefühl; Sensorium im Zustande der Erregung; dumpfe Schmerzen im Kreuz; neuralgische Attaken im Bereich der untern Extremitäten; fortwährender Urindrang; Hüsteln; Schnupfen; gänzlicher Appetitmangel.

Abends 10 Uhr tritt eine gewisse Ruhe ein; danach mehrfach unterbrochener Schlaf.

1. V. Am Morgen besteht nur noch eine grenzenlose Lahmheit in allen Gliedern; jeder Schritt ist schmerzhaft; Temperatur normal; Haut feucht; 2,0 Chin. in Lösung. Mittags lebhafter Schweiss.   2,0

2/14. V. 4 g Chin., danach Eisenpräparate und versuchsweise Kal. jodat. 5/200; bis auf gelegentliches, in der Nacht unmotiviert auftretendes Frösteln völliges Wohlbefinden.   4,0

18. V. Milzgefühl; neuralgische Attaken und häufiges Gefühl von Mattigkeit veranlassen mich am

19. V. früh 1,0 Chin. zu nehmen; 3 Stunden später   1,0 kommt der erwartete *Fieberanfall* herauf. Mittags 40,2 rauschähnlicher Zustand; abends 38,7; sehr quälender Kopf- und Rückenschmerz; letzterer ruft einen unerträglichen Zustand von Lahmheit hervor; jede Lage erscheint zu hart; man befindet sich am besten in Seitenlage mit stark angezogenen Knien und nach vorn übergekrümmtem Rumpf; der Kopfschmerz ist bohrend, wird im Innern des Kopfes gefühlt ähnlich dem Katergefühl; es besteht auch lästiges Oppressionsgefühl auf der Brust; die Atmung ist oberflächlich und beschleunigt; steht in keinem Verhältnis zu der relativ niedrigen Abendtemperatur; gänzlicher Appetitmangel; gegen Abend auch Brechneigung und Würgen; quälender Urindrang; Bedürfnis äusserster Ruhe; es wird nur gekühltes kohlens. Wasser mit Citronenzusatz genossen (angenehm).

20. V. Morgens normale Temp. 1,5 Chin. in Lösung;   1,5 danach heisse Milch; benimmt verhältnismässig schnell den unangenehmen Chiningeschmack; Tag über lebhafte Chininwirkung; Appetitlosigkeit; Milzschmerz, besonders bei tiefen oder ruckweisen Inspirationen (Gähnen, Niesen); lebhafte Schweissneigung.

21/22. V. Morgens noch Erwachen mit Rückenschmerz;   2,5 Appetit wiederhergestellt; je 1,25 Chin.

23. V. noch gelinder Milzschmerz. Chin. 1,0.   1,0

25/29. V. An 3 Abenden je 1,0 Chin.   3,0

8. VI. Kurzer *Paroxysm.*

9/30. VI. 9,5 Chin.   9,5

6. IX. (S. Kurve Fig. 29.) Gliederlahm und wahrscheinlich auch bereits am Morgen fiebernd; versuchsweise 2 Pill. pikrins. Ammoniak à 0,033.

7. IX. Bei mittlerer Fiebertemperatur sehr gestörtes subjektives Befinden: Kopfschmerz, Rückenschmerz, Milzstechen, Muskelstechen[1]), Appetitmangel, anhaltendes gelindes Frösteln; 3 Pillen pikrinsaures Ammoniak über den Tag verteilt.

8. IX. Erwachen mit Rückenschmerz. Kreuzgegend wie gelähmt. Aloë 0,24.

9. IX. Rückenschmerz hat keinen rechten Schlaf aufkommen lassen; jede Lage erscheint zu schwer; trotzdem ist man zu träge, dieselbe zu wechseln; die kleinen Finger wie abgestorben. Milzschmerz und Hüsteln bei tiefer Inspiration. Perverse Gerüche. Nach einer Chinindosis (1,0) geringe Temperatursteigerung; dann Abfall auf 38.   **1,00**

10. IX. Nach anfangs gutem Schlaf Erwachen morgens 5 Uhr mit Temperatur 39,1 und sehr abgespannt; einige Diarrhöestühle. Da die Temperatur Neigung zum Fallen verrät (38,5 : 6 Uhr) so wird um 11 Uhr bei Temperatur 38,3 1,0 Chinin genommen. Mittags bei gelinder Chininwirkung 38,4. Abends geschmack- und geruchlos.   **1,00**

11. IX. Nach abermaligem geringen Ansteigen der Temperatur am Morgen tritt alsbald wiederum Neigung zum Abfall hervor; deshalb 1,25 Chinin; es tritt äusserst empfindliches Hautjucken auf, welches sich besonders an den Oberschenkeln wie in neuralgischen Blitzen entladet. Gefühl nervöser Unruhe.   **1,25**

12. IX. Temperatur normal.

In den nächsten Tagen (bis zum 24. IX.) Wohlbefinden; nur öfters noch Frösteln in der Nacht und Ischias; kleine und mittlere Gaben Chinin; zusammen 4,5.   **4,5**

28. IX.—17. X. Auf Dienstreise, viel auf offener See, bei vorzüglichem Befinden.

20. XII. Schnupfen ohne Fieber mit lebhafter Schweissneigung; im Anschluss daran nervöser Zustand, dessen hervortretendes Symptom lästiges Hautjucken ist; dasselbe ist am stärksten bei plötzlicher Erwärmung oder Abkühlung der Haut (Bad; Ankleiden) und lokalisiert sich hauptsächlich an den Oberschenkeln; das Prickeln und Kribbeln ist unerträglich und kommt der grössten Schmerzempfindung gleich;

---

[1]) Darunter verstehe ich eine prickelnde Empfindung, als wenn man mit kurzen Nadelstichen bald an Armen, bald an Beinen bearbeitet wird.

irgend eine Hauteruption besteht nicht, während dieser Zeit Verbrauch von 5,25 Chinin.

    (1888) 17. I. Pruritus beseitigt; dagegen lassen Ischias (bohrende Schmerzen), sowie öfteres Gefühl von Mattigkeit, Kopf- und Rückenschmerz etc. das Fortbestehen einer Infektion annehmen; deshalb im Laufe des Monats 4,75 Chinin.

    14. II. Wiederum entschieden nervöser Zustand und heftiges Kribbeln. Chinin 2,25.

    17. II. *Fieberparoxysm.* (S. Curve No. 9). Mattigkeit in allen Gliedern, Würgen und Brechen bei gänzlichem Appetitmangel. Kopfschmerz, anfangs in der Stirngegend, dann im Nacken. Dann oben auf dem Scheitel und rechts, verbunden mit einem Gefühl des Dröhnens; geringe Fieberbewegung

                  10. a. m. 38,7

                  12. a. m. 38,7

                    5. p. m. 39

                    8. p. m. 37,8

    18. II.   7. a. m. 36,2, Chinin 1,25.

Tag über normales Befinden, bis auf Appetitstörung. Abends 9³/₄ Uhr im Begriff zu Bett zu gehen, unmittelbar nach dem Heruntertrinken eines Glases Wasser, gewissermassen beim letzten Schluck setzt heftiger Schüttelfrost ein, mit Temperatur 37,5. Das Schütteln hält 2¹/₂ Stunden an; jeder — selbst unbedeutende — Luftzug steigert dasselbe. Nach Beendigung des Schüttelns Gefühl von Abspannung, Lahmheit, Kopfschmerz; Unfähigkeit zu schlafen, während die Temperatur 40,2 erreicht; gegen Morgen Halbschlaf.

    19. II. Bei Morgentemperatur 37,5 1,25 Chin.; mittags nochmals 0,5; trotz sehr lebhafter Chininwirkung abends 8 Uhr Temp. 38,6.

    20. II. Unter starkem Schweiss definitiver Temperaturabfall.

    21. bis Ende des Monats und in den ersten Tagen des März 8,75 Chin. . . . .

    17. III. Abreise von Finschhafen.

    18/22. III. Auf See *febris remittens* mit Angina; darauf bis zur Rückkehr nach Europa 15 g Chin. . . . .

    21. IX. *Recidiv* in Königsberg; darauf 15 g Chin. . .

    (1889) März. *Recidiv* in Form zweier Attaken im quotid. Typus; 6,0 Chin.; darauf fortdauerndes Wohlbefinden.

    No. 2. Die Krankengeschichte der No. 25 der Tab. A liegt mir ebenfalls über einen längeren Zeitraum vor. Herr G. landete in Kaiser Wilhelms-Land am 6. XI. 85 (Stiftungstag der Kolonie), hatte sich einer trefflichen Gesundheit zu

Right column (Chinin values): 5,25 · 4,75 · 2,25 · 1,25 · 1,75 · 8,75 · 15,00 · 15,00 · 6,00 erfreuen, solange er seine Wohnung auf einer kleinen Insel hatte; erst mit der Verlegung der Station nach dem Festlande begannen bei ihm die Erkrankungen, welche sich unter folgender Übersicht darstellen:

(1887) *Paroxysmen* am (Juni)   8. 11. 20. 27.

(Juli)	12. 19. 30.	
(August)	13. 28. 29.	
(Septbr.)	2.	(verlässt Neu-Guinea)
(Oktober)	3. 17.	
(Novbr)	14.	(auf der Heimreise)
in Königsberg: (Dezbr.)	5. 23.	
(1888) (Januar)	5. 20.	
(März)	26.	
(Juni)	15. 17. 19.	
(August)	30.	
(Septbr.)	14.	
(Novbr.)	30.	
(1889) (Januar)	5.	
(April)	2. 4.	
(Mai)	28.	

Herr G. hatte also in dem Zeitraum von genau zwei Jahren 29 Fieberparoxysmen gehabt und das trotz des regelmässig fortgesetzten Chiningebrauchs, über dessen Höhe freilich keine Aufzeichnungen vorliegen; es dürften jedoch die Chininkuren zu Anfang der Erkrankung nicht ganz ausreichende gewesen sein, und sich vielleicht damit ein Teil der Recidive erklären.

No. 3—12. Diesen beiden reihe ich 10 weitere Krankengeschichts-Übersichten an, von welchen jede den Zeitraum von einem Jahre umfasst; die Erkrankten sind ebenfalls **Europäer** und zwar solche, welche mit 2 Ausnahmen (No. 5 und 11) das Klima relativ gut vertrugen, sogar 2 darunter, welche während des Jahres nur je 2 und 4 Fiebererkrankungen durchmachten. Die folgende Zusammenstellung vermag besonders ein Bild zu geben über den Chininverbrauch, wie er sich in einem Malariagebiet während eines längeren Zeitraumes pro Person gestaltet und über das Verhältnis derjenigen Tage des Jahres, an welchen Chinin genommen wurde, zu denjenigen, an welchen keins genommen wurde. Es wird daraus ersichtlich, dass zu der Erhaltung eines leidlichen Allgemeinbefindens sehr viel grössere Chininmengen erforderlich sind, als man gemeinhin annimmt.

Chinin.

No. 3. Herr J... (No. 20 der Tabelle A).

3. III. (87) erste Erkrankung (seit 11 Tagen im Lande): Continua mit mehreren Pseudokrisen; Kopfschmerz, lebhaftes Erbrechen, Schlaflosigkeit. In 10 Tagen verbraucht   14.00

Chinin.

29. III. zweite Erkrankung (während der Patient noch an den Nachwirkungen seiner ersten Erkrankung leidet: Schlaflosigkeit und Nervosität): Intermit. quotid.; verbraucht in 2 Tagen 2,50

16. IV. dritte Erkrankung: eintägiger *Paroxysm.*; verbraucht in 3 Tagen Chin. 4,5: desgleichen Eisenpräparat und Arsenik 0,004 p. dic.   4,50

2. V. vierte Erkrankung (noch unter Arsenikgebrauch): interm. quotid.; verbraucht in 10 Tagen (neben Eisen und Arsenik) 9,75

12. VI. fünfte Erkrankung (diesmal nach 41 tägigem Intervall): interm. quotid; verbraucht in 2 Tagen 2,0 Chin.; diese Kur ist entschieden nicht ausreichend[1]) 2,00

3. VII. sechste Erkrankung: einmaliger *Paroxysm.*; in 2 Tagen 2,75

desgleichen am 19. und 20. VII. 2,25

31. VII. siebente Erkrankung: einmaliger *Paroxysm.*; in 2 Tagen 3,25

Sodann weitere 10 Tage à 0.4 4,00

4. IX. achte Erkrankung: einmaliger *Paroxysm.*; in 2 Tagen 2,50

22. X. neunte Erkrankung: einmaliger *Paroxysm.*; in 2 Tagen 2,00

11. XI. zehnte Erkrankung: einmaliger *Paroxysm.*; in 2 Tagen 2,25

24 XI. elfte Erkrankung: einmaliger *Paroxysm.*; in 3 Tagen 4,00

6. XII. zwölfte Erkrankung: einmaliger *Paroxysm.*; in 12 Tagen; trotzdem schon nach 18 Tagen 7,50

24. XII. dreizehnte Erkrankung: einmaliger *Paroxysm.*; in 3 Tagen 2,50

13. I. (88) vierzehnte Erkrankung: Intermitt. quotid.; in 10 Tagen 10,50

5. III. fünfzehnte Erkrankung (diesmal erst nach 52 Tagen): einmaliger *Paroxsym.* 5,00

Im Jahr 15 Erkrankungen; 73 Chinin-Tage; zusammen   76,25

No. 4. Cl . . . . (No. 26 der Tabelle A.)

2. II. (87) erste Erkrankung: einmaliger langer *Paroxysm.*; darauf 2,0

desgleichen am 12. II. 1,4

---

[1]) Wenn der Kranke jetzt, anstatt mutlos zu werden, mit dem weiteren energischen Chiningebrauch fortgefahren wäre, so würde er die Infektion möglicherweise noch haben überwinden können.

Chinin.

3. III. zweite Erkrankung: einmaliger kurzer *Paroxysm.*;
darauf 2,0

17. III. dritte Erkrankung: einmaliger kurzer *Paroxysm.*;
darauf in 3 Tagen 3,0

1. IV. vierte Erkrankung: einmaliger kurzer *Paroxysm.*;
darauf in 4 Tagen 4,0

      sodann in 7 Tagen 5,0

23. IV. fünfte Erkrankung: einmaliger kurzer *Paroxysm.*; darauf 1,25

12. V. sechste Erkrankung: einmaliger kurzer *Paroxysm.*; darauf 2,50

      vom 1.—6. VI. desgleichen (6 Tage) 6,00

28. VII. siebente Erkrankung: einmaliger kurzer *Paroxysm.*; in 10 Tagen 5,00

13. IX. achte Erkrankung: Intermitt. tertiana; in
13 Tagen 7,25

27. XII. neunte Erkrankung (diesmal erst nach 104
Tagen): kurzer *Paroxysm.*; in 11 Tagen 6,25

Bis zum 14. III. 88 (Abschluss des Jahres und der
Beobachtung) ist ein Residiv nicht erfolgt; der energisch fort-
gesetzte Chiningebrauch scheint hierbei doch von günstigem
Einflusse gewesen zu sein.

Im Jahr 9 Erkrankungen; ca. 61 Chinin-Tage; zusammen   45,75

No. 5. H . . . . . (No. 32 der Tab. A.)

3. IV. (87) erste Erkrankung (ist 14 Tage im Lande):
einmal heftiger *Paroxysm.* (bei Temp. 39,6 wird 1,5 Chinin
gegeben; nach 4 Stunden Temp. 41,0) 1,5

      gebraucht in 3 Tagen (darunter eine einmalige Dosis
      von 6,0!) 8,50

21. IV. zweite Erkrankung; interm. quotid.; gebraucht
in 5 Tagen 6,25

5/7. V. dritte Erkrankung: interm. quotid. in 3 Anfällen (beim 3. Anfall Schüttelfrost von 1¼stündiger Dauer);
gebraucht in 2 Tagen 3,00

      (desgl. Eisenpräparat und Jodkali).

20. V. vierte Erkrankung: interm. quotid. in 3 Anfällen; gebraucht in 4 Tagen 5,75

3. VI. fünfte Erkrankung: einmaliger *Paroxysm.* (zum
ersten Male mit ausgesprochener Milzschwellung); gebraucht
4. und 5. VI. 2,25

7. VI. sechste Erkrankung: einmaliger *Paroxysm.*; gebraucht in 10 Tagen 7,25

29. VI. siebente Erkrankung: interm. quotidiana

Chinin.

(Milzschwellung med. Mamillarlinie nach unten der Rippensaum); gebraucht in 2 Tagen.   2,50
        sodann in 10 Tagen.   3,00
    18. VII. achte Erkrankung: interm. quotid.; verbraucht
in 3 Tagen   3,75
        in 10 Tagen   4,00
    8. VIII. neunte Erkrankung: einmaliger *Paroxysm.*;
darauf   1,50
        sodann zur Nachkur.   5,00
    11. IX. zehnte Erkrankung: interm. quotid. in 3 An-
fällen; zwischen den Anfällen wurde 0,1 und 0,2 pikrins.
Ammoniak gegeben; dann wegen Nutzlosigkeit desselben . .   1,25
    11. X. elfte Erkrankung: remittens 12tägig (S. Kurve
No. 33) mit Milzschwellung II°. endigend in exitus (Temperatur 42,2!) verbraucht während der Erkrankung . . . .   <u>8,00</u>
In 6 Monaten (= 1/2 Jahr) 11 Erkrankungen; ca. 60 Chinin-
    Tage; zusammen   62,00

No. 6. O . . (No. 30 der Tab. A.)
    1. II. 87 erste Erkrankung: einmal. kurz. Paroxysm. 2. II.   2,00
    16. VI. zweite Erkrankung: Interm. tertiana; in
12 Tagen   6,00
    14. VII. dritte Erkrankung: einmal. *Paroxysm.* (geringer
Milztumor); in 12 Tagen   6,5
    13. II. (88) vierte Erkrankung: dreitägige Continua; in
12 Tagen . . . .   <u>7,5</u>
      4 Erkrankungen; 38 Chinin-Tage; zusammen   22.00

No. 7. Pie . . . . (No. 16 der Tab. A.)
    28. III. (87) erste Erkrankung (ist seit 40 Tagen im
Lande): Interm. quotid. in 3 Anfällen mit ausgesprochener
Milzschwellung; verbraucht in 6 Tagen.   6,0
    17. IV. zweite Erkrankung: Interm. quotid.; 2 Anfälle;
darauf in 2 Tagen   2,25
(desgleichen Jodkalium und Eisen).
    2. V. dritte Erkrankung: einmal. *Paroxysm.*; verbraucht
in 6 Tagen   7,00
    19. V. vierte Erkrankung: continua (dreitägig); ver-
braucht in 10 Tagen   6,25
(desgleichen Eisen).
    14. VI. fünfte Erkrankung: Continua; verbraucht in
22 Tagen   7,75
    12. VII. sechste Erkrankung: einmal. *Paroxysm.* mit
Schnupfen; verbraucht in 4 Tagen   2,25
    2. VIII. siebente Erkrankung: malaria larvata (Neu-

Chinin.

ralgie auf der rechten Kopfhälfte, in starken Schweiss endigend); verbraucht in 6 Tagen 5,25

17. IX. achte Erkrankung: interm. tertiana; zwischen beiden Anfällen pikrins. Ammoniak 0,165) verbraucht in 8 Tagen 9,00

7. XI. neunte Erkrankung: einmal. *Paroxysm.* mit Schnupfen; verbraucht in 14 Tagen 7,30
Milz: med. bis zur Mamillarlinie.

Bis 16. III. 88 keine weitere Erkrankung.

Im Jahr 9 Erkrankungen; 78 Chinin-Tage; zusammen 53.00

No. 8. Zieg . . . . (No. 27 der Tab. A.)

14. IV. (87) erste Erkrankung (seit 8 Wochen im Lande) 3tägige continua mit ausgesprochener Milzschwellung: gebraucht in 10 Tagen 8,75
und Eisen.

9. VII. zweite Erkrankung (nach langer Pause): Interm. quotid. bei kaum nachweisbarer Milzschwellung; gebraucht in 12 Tagen 4,5
und Eisenpräparat.

Bis Ende März 88 keine weitere Erkrankung.

Im Jahr 2 Erkrankungen mit 22 Chinin-Tagen; zusammen 13,25

No. 9. Wan . . . . . . (No. 2 der Tab. A.)

6. IV. (87) erste Erkrankung: interm. quotid. mit normal. Milzbefund verbraucht in 10 Tagen 7,75
13. V.   „   „ 2 „ 2,00
28. VI. zweite Erkrankung: interm. quodit. mit normal. Milzbefund gebraucht in 12 Tagen 6,00

19. X. dritte Erkrankung: (nach langer Pause; Aetiolog.; lebt seit einiger Zeit mit seiner Familie in ungeräumigem Zelt) continua; gebraucht in 13 Tagen 8,50

17. XI. vierte Erkrankung: interm. quotid. mit unerhebl. Milzschwellung; erhält und verbraucht (?) in 10 Tagen . . 7,00

7. XII. fünfte Erkrankung: einfach. *Paroxysm.*; gebraucht in 15 Tagen 6,25
22. XII. Milzschwellung II⁰; gebraucht in 6 Tagen 6,00

2. III. (88) sechste Erkrankung: einmal. *Paroxysm.* mit Milzschwellung II⁰; verbraucht in 10 Tagen 6,00

Im Jahr 6 Erkrankungen; 78 Chinin-Tage; zusammen 49,50

No. 10. Heid . . . . . (No. 22 der Tab. A.)

28. III. (87) erste Erkrankung auf der Station Constantinhafen.

Chinin.

9. IV. zweite Erkrankung (Finschhafen): einmal. *Paroxysm.*; verbraucht in 7 Tagen neben Eisen 10.50

26. IV. dritte Erkrankung: interm. quotid.; gebraucht an 1 Tage   1,00

31. V. vierte Erkrankung: einmal. *Paroxysm.*; gebraucht in 3 Tagen   3,50

22. VI. fünfte Erkrankung: einmal. *Paroxysm.*; gebraucht in 3 Tagen   3,75

29. VIII. sechste Erkrankung: einmal. *Paroxysm.*; gebraucht in 1 Tage   1,00

18. X. siebente Erkrankung: einmal. *Paroxysm.* gebraucht in 11 Tagen   6,00

3. XII. achte Erkrankung: Chinin-Verbrauch?

28. I. (88) neunte Erkrankung (Milzschwellung): gebraucht in 20 Tagen   7,5

Bis 22. III. keine weitere Erkrankung.

____

Im Jahr 9 Erkrankungen; 46 Chinin-Tage; zusammen   33,25

No. 11. G . . . . . (No. 34 der Tab. A) (hat in den ersten $^3/_4$ Jahren auf einem im Hafen verankerten Hulk gewohnt, bei bester Gesundheit; kam dann an Land in verhältnismässig ungünstige Wohnungsverhältnisse und erkrankte von nun an sehr häufig, seine ersten Erkrankungen in unverantwortlich leichtsinniger Weise vernachlässigend; es dauerte sehr lange Zeit, bis sich Patient an geordnete Chininkuren zu gewöhnen lernte.)

22. I. (87) erste Erkrankung ⎱ hat die ihm proponirten
30. I.   zweite   „   ⎰ Chininmengen anschei-
8. II.   dritte   „   nend nicht genommen.
verbraucht jetzt in 2 Tagen   3,5

16. II. vierte Erkrankung: interm. quotidian.; gebraucht in 2 Tagen   3,5

1. III. fünfte Erkrankung: einmaliger *Paroxysm.*; bei Temperatur 40,6 fühlt der Patient keine Temperaturerhöhung. Milz medianwärts an die Mamillarlinie heranreichend; 9 g. Chinin proponirt.

7. III. sechste Erkrankung: heftiges *Paroxysm.* mit Bewusstlosigkeit; (es findet sich das ganze unverbrauchte Chininquantum vor), welchem am

9. u. 11. III. weitere *Paroxysmen* folgen; entzieht sich wiederum der Nachkur, nachdem etwa nur an 3 Tagen genommen wurde   4,5

6. IV. siebente Erkrankung (will inzwischen mehrfache *Paroxysmen* gehabt haben): hochgradige Anämie;

sehr grosser Milztumor; untere Grenze der Milz: 3 Fingerbreiten oberhalb des Nabelniveau in der Medianlinie.

Rat des Klimawechsels; verbraucht in 30 Tagen neben
Arsenik 0,002 p. und Eisen 30,5

7. V. auffallend gebessertes Allgemeinbefinden; Milztumor wesentlich eingeschränkt.

12. V. achte Erkrankung (trotz der grossen Chininkur):
Interm. quotid. in 3 Anfällen, gebraucht in 12 Tagen . . . 14,0

26. V. gutes Befinden: Milztumor von harter Konsistenz
in der Mamillarlinie den Rippensaum überragend (also bedeutende Einschränkung). Gebraucht 8 Tage lang Arsenik
0,01 p. d. und Eisen.

7. VI. neunte Erkrankung: einmal. *Paroxysm.*; gebraucht in 6 Tagen 7,5

29. VI. zehnte Erkrankung: einmal. *Paroxysm.*; Milztumor von ursprünglicher Grösse (6. IV.); verbraucht
in 2 Tagen 2,5

7. VII. elfte Erkrankung: Interm. quotid. in 3 Anfällen;
gebraucht in 24 Tagen 13,5

26. VII. Milz eingeschränkt, den Rippensaum um nur
2 Fingerbreiten überragend; gebraucht fortdauernd Eisenpräparat, sowie versuchsweise 0,2, zweimal täglich, im
ganzen 2,4 Chinin.

10. VIII. Milz dabei vergrössert (III⁰).

16. VIII. Schlechtes Befinden; Milz noch mehr vergrössert (III—IV⁰).

18. VIII. zwölfte Erkrankung: einmal. *Paroxysm.*; gebraucht in 13 Tagen neben tägl. 0,01 Arsenik und Eisen . . 11,5

1. IX. dreizehnte Erkrankung: continua, viertägig:
gebraucht in 11 Tagen 6,0

Desgleichen 40 Pillen pikrins. Ammoniak à 0,033.

10. IX. Sehr anäm. Aussehen; enormer Milztumor
(weicher Konsistenz) untere Grenze: 2 Fingerbr. unterhalb
Nabelniveau. Medianwärts: 2 Fingerbr. von der Medianlinie.

16. IX. Geht auf Seereise; erhält 6,0

16. IX. vierzehnte Erkrankung: einmal. *Paroxysm.*;
auf See.

18. X. (nach der Seereise) Milztumor: untere Grenze;
2 Fingerbr. oberhalb Nabelniveau, medianwärts: 1 Fingerbr.
nach innen von der Mamillarlinie.

22. X. fünfzehnte Erkrankung: Interm. quotid.; gebraucht in 11 Tagen 7,00

9. XI. Milztumor merklich zurückgebildet; untere
Grenze 2 Fingerbr. unterhalb Rippensaum; verbraucht in
8 Tagen 5,00

Chinin.

24. XI. Milztumor noch mehr zurückgebildet: untere Grenze 1½ Fingerbr. unterhalb Rippensaum, medianwärts: 2 Fingerbr. nach innen von der Mamillarlinie; gebraucht in 8 Tagen   5,0

5. XII. Milztumor wiederum vergrössert: untere Grenze 2 Fingerbr. unter dem Rippensaum, med. Grenze 2½ Fingerbr. innen von der Mamillarlinie.

11. XII. sechszehnte Erkrankung: einmal. *Paroxysm.*; gebraucht in 10 Tagen   9,25

19. XII. siebzehnte Erkrankung: einmal. *Paroxysm.*; gebraucht in 20 Tagen   12,00

10. III. hat seitdem keine Fieberparoxysmen gehabt; Anämie jedoch noch immer sehr hochgradig. Milzschwellg. konstant 2 Fingerbr. unterhalb Rippensaum, medianwärts etwas die Mamillarlinie überragend; jedoch im ganzen weniger schwer dem Finger aufliegend und an der hinteren Fläche zugänglich (Abnahme des dicken Durchmessers.) Rath des Klimawechsels besteht fort[1]).

Im Jahr 17 Erkrankungen; ca. 168 Tage; zusammen   113,4

No. 12. E.... (No. 29 der Tab. A.)

21. II. (87) erste Erkrankung (unter dem mehr-monatl. prophylact. Arsenikgebrauch von 0,01 p. d. auftretend) einmal. *Paroxysm.*; normale Milz; gebraucht in 5 Tagen   5,00

10. III. zweite Erkrankung: ganz leichter *Paroxysm.*; Temperatur 38,5; mit schnell nachfolgendem Schweissstadium; gebraucht in 1 Tage   1,25

28. IV. dritte Erkrankung: ganz kurzer *Paroxysm.*; ausgesprochene Milzschwellung; gebraucht in 8 Tagen neben Eisen und Arsenik   9,00

28. V. vierte Erkrankung: ganz kurzer *Paroxysm.*; 39,5; normale Milz; gebraucht in 3 Tagen   3,25

29. VI. fünfte Erkrankung: ganz kurzer *Paroxysm.*; normale Milz; gebraucht in 1 Tage   1,25

22. II (88) sechste Erkrankung: kurzer *Paroxysm.*; (38,6); Milz deutlich palpabel (I—II⁰); untere Grenze: 1½ Fingerbr. unterh. Rippensaum; med. Grenze: die Mamillarlinie; gebraucht in 15 Tagen   9,25

Im Jahre 6 Erkrankungen; ca. 33 Chinin-Tage; zusammen   30,5

[1]) Der p. p. G....... ist trotzdem in Finschhafen noch ein weiteres Jahr geblieben und dann nach Hause zurückgekehrt; über sein endgültiges Befinden liegen weitere Nachrichten nicht vor.

Über die Häufigkeit, mit welcher die **Angehörigen der melanesischen Rasse** vom Fieber befallen wurden, giebt die Jahresübersicht der Erkrankungen meines Dieners Talémur ein ungefähres Bild; da ich denselben täglich unter Augen hatte, so konnten mir seine Erkrankungen nicht leicht entgehen. Talémur ist auf der Insel Matupit zu Hause und der persönlichen Charakteristik nach ein kleiner, mässig genährter, auffallend intelligenter 18jähriger Junge; da er nur in meinem Hause beschäftigt wird, so befindet er sich unter relativ sehr günstigen Lebensbedingungen.

No. 13.

13. u. 15. II. (87) erste Erkrankung: *Paroxysm.* im Tertiantypus; erhält nach demselben 0,5 u, 0,8   1,25

7. III. zweite Erkrankung: Paroxysm. Darauf . .   1,30

22. u. 23. III. dritte Erkrankung: *Paroxysm.* im Quotidiantypus, dazwischen und darauf je 1,5   3,00

7. IV. vierte Erkrankung: *Paroxysm.*; darauf in 3 Tagen   4,00

27. IV. fünfte Erkrankung: *Paroxysm.*; kurz dauernd: kein Chinin- oder Arzneigebrauch.

1. V. wiederum *Paroxysmus* (Quintantypus?) darauf an 3 Tagen je 1,25   3,75

21. V. sechste Erkrankung: *Paroxysm.*; darauf . . .   1,25

2. VI. siebente Erkrankung: *Paroxysm.* Keine Arzenei. Weiterer Paroxysm. bleibt trotzdem aus: erst am

30. VI. achte Erkrankung: *Paroxysm.*; während desselben 1 Esslöffel Tinct. Warburgii; weiterer *Paroxysm.* bleibt ebenfalls aus.

9. VII. neunte Erkrankung: *Paroxysm.*; während desselben und darauf je 1,0   2,00

11. u. 13. IX. zehnte Erkrankung: *Paroxysm.* im Tertiantypus; zwischen beiden 4 Pillen pikrinsaures Ammoniak, nach dem letzten Paroxysm. 2 Tage je 3 Pilllen (1 Pille = 0,033).

15. u. 17. IX. elfte Erkrankung: *Paroxysm.* im Tertiantypus; zwischen beiden 1,0   1,00

18., 19., 20. u. 21. XI. *Paroxysm.* im Quotidiantypus; in der fieberfreien Zeit je 6 Pillen pikrinsaures Ammoniak (0,198) ohne Erfolg.

22. XI.   1,25

Schon nach ½ Stunde neuer *Paroxysmus.*   —

23. XI. wiederum   1,25

Paroxysmus bleibt aus.

Chinin.

Milzbefund am 23. XI.: palpabler Tumor: reicht medianwärts an die Mamillarlinie, nach unten 2 Fingerbr. unterhalb
des Rippensaums; kein Arzneigebrauch.

    1. XII.: untere Grenze 4 Fingerbr. unterhalb Rippen-
saum.

    12. XII.: untere Grenze 2 Fingerbr. unterhalb Rippen-
saum   0,5

    2. I. (88) zwölfte Erkrankung: *Paroxysm.* Milz
medianwärts wie früher; nach unten 3½ Fingerbr. unterhalb
Rippensaum.

    3. u. 4. I. je 1,25 und 1,0   2,25
    6. I. Tumor unverändert.

Im Jahre 12 Erkrankungen mit 23 g Chinin; zusammen   23,00

Die ersten Arbeiter in Kaiser Wilhelmsland waren aus holländisch
Indien eingeführte Malayen. Da auf Java Malaria-Krankheiten noch
häufig sind, so durfte man bei diesen Arbeitern eine grössere Widerstandsfähigkeit gegen die Malaria voraussetzen; eine solche war im
Grossen und Ganzen nicht ersichtlich; auch die **Malayen** erkrankten
an häufigen Fiebern, wofür als Beleg weitere kurze Jahresübersichten
dienen mögen.

    No. 14. Ali, kleiner lebhafter, intelligenter Mann, gut genährt,
hat reguläre Fieberparoxysmen.

Paroxysmen am:		Erhält nach Ablauf derselben Chinin:	
August	12. 13.	3,5	g
September	17.	4,0	,,
Oktober	3. 4.	4,0	,,
Oktober	25.	2,0	,,
November	1. 2. 3. 4.	5,5	,,
Januar	1. 2. 3.	5,0	,,
Februar	14. 15.	1,0	,,
März	17. 18. 19.	3,0	,,
April	29.	3,0	,,
Mai	1. 20.	7,75	,,
Juni	15.	1,3	,,
Juli	10. 30.	9,25	,,
Im Jahr 12 Erkrankungen in 24 Paroxysm.[1]		50,0	g

[1] Trotz der häufig sich wiederholenden Paroxysmen ist bei
Ali niemals Milzvergrösserung deutlich nachzuweisen gewesen.

No. 15. Pack Wadja, untersetzter, sehr wohlgenährter Malaye.

Paroxysmen am:		Chinin-Verbrauch:
September 24. 27. (Quartan-Typ.)		6,0 g
November 10.		?
Januar	16. 28.	?
Mai	5.	1,5 „
Juni	3.	2,75 „

5 Erkrankungen in 7 Paroxysm.   10,25 g

Auch bei diesem Malayen bestand niemals eine deutliche Milzvergrösserung.

No. 16. Waschmann, hagerer, Mitte der Fünfziger stehender Malaye.

Paroxysmen am:		Chinin-Verbrauch:
August	26. 27.	5,5 g
Oktober	3.	1,5 „
„	25.	4,0 „
Dezember	23.	1,6 „
Januar	15.	1,5 „
Februar	26. 27.	2,25 „

6 Erkrankungen in 8 Paroxysm.   16,25 g

Dieser Malaye befand sich stets einen grossen Theil des Tages unmittelbar bei einer **versumpften Flussmündung (Mangrove)**: **er ist trotzdem nicht besonders häufig erkrankt.** Bemerkenswerth war auch bei ihm das konstante Fehlen eines Milztumors.

No. 17. Gomlock, junger, schlecht genährter Malaye; mit stets sehr bedeutender Milzschwellung, acquiriert schliesslich einen schweren, bis nahe an das Nabelniveau herabreichenden Tumor, welcher sich nur teilweise zurückbildet.

Paroxysmen am:		Chinin-Verbrauch:
Oktober	2.	4,0 g
November	8.	13,0 „
Dezember	9.	1,5 „
Februar	2. 18.	3,5 „
März	9.	1,5 „
April	6.	1,25 „
Mai	1.	7,25 „
Juni	8.	1,00 „
Juli	3.	1,25 „

9 Erkrankungen (10 Paroxysm.)   33,25 g

Wenn ich damit die Aufzählung von Krankengeschichten allgemeinen Inhaltes beschliesse, so möchte ich noch bemerken, dass das trübe Bild, welches dieselben etwa von dem Gesundheitszustande auf der Station Finschhafen zu entwerfen geeignet waren, zu der Zeit meines dortigen Aufenthaltes thatsächlich bestanden hat. Es war eine harte Zeit, welche die Beamten der Neu-Guinea-Kompagnie, sowie die ersten wenigen Kolonisten damals durchlebten, und nicht gerade zu verwundern, wenn sich hier und da Unmut und Unlust zu regen begannen. Nur das Bewusstsein, dass hier eine Pionierarbeit geleistet wurde, welche dereinst vielleicht späteren Generationen zum Heil und Segen gereichen werde, konnte stärkere Naturen davon abhalten, in jene Schlaffheit und stumpfe Gleichgültigkeit zu verfallen, welche, unter fortgesetzt trüben Einflüssen, fast wie eine natürliche Reaktion des Geistes erscheinen möchte. An einigen anderen Küstenplätzen des Landes erwies sich der Gesundheitszustand vielleicht um etwas besser, wohl hauptsächlich aus dem Grunde, weil hier die äusseren Lebensverhältnisse um manches günstiger lagen.[1]

Kapitel IV.

Allgemeine Charakteristik und Einteilung der Malaria-Krankheiten der Tropen.

Wenn ich hier den Ausdruck Malaria-Krankheiten wähle, so beabsichtige ich damit auch nicht im Entferntesten, der Meinung Ausdruck geben zu wollen, als ob hier von etwas

[1] Die allerschlimmsten Zustände werden hervorgerufen durch eine Anhäufung von Menschen an Plätzen, wo Lebensbedingungen erst geschaffen werden sollen: je mehr Menschen zu gleicher Zeit in

Anderem, als einer einzigen chronischen Infektionskrankeit (im ätiologischen Sinne) die Rede sein könne. Nur insofern die Äusserungen dieser Infektionskrankheit in verschiedener Weise in Erscheinung treten und somit verschiedene, klinisch von einander mehr oder weniger abweichende Krankheitsbilder geschaffen werden, darf es gestattet sein, von Malaria-Krankheiten zu sprechen.

Am allerhäufigsten äussert sich die Malaria unter dem Bilde einer fieberhaften Krankheit, bei welcher der Wechseltypus häufig und in gewissem Sinne auch charakteristisch ist. Das Fieber ist aber nur ein einziges der vielen Krankheitssymptome, welche in dem Krankheitsbilde der Malaria auftreten und ein nützliches, insofern als es anzeigt, dass eine Malaria-Infektion stattgefunden hat oder eine bereits stattgehabte, etablierte, noch fortbesteht. Durch das Fieber wird die latente Infektion zu einer manifesten gemacht und darin liegt sein grosser Wert in diagnostischem Sinne, weil damit jedem Laien, in Ermangelung anderer diagnostischer Hilfsmittel, an die Hand gegeben wird, zu beurteilen, ob er sich im gegebenen Falle als krank zu betrachten hat oder nicht. In diesem Sinne kann man das Fieber also als eine ganz nützliche Reaktion des kranken Organismus bezeichnen und nur wünschen, dass jede solche Regung der Malaria auch stets diejenige Beachtung finden möchte, welche sie verdient; dann wird es nicht leicht vorkommen, dass der Laie seine Krankheit für abgethan ansieht mit dem Augenblick, wo er sein „Fieber" überwunden hat und in dieser Vorstellung die weitere Sorge um seinen Körper ausser Acht lassend, von Recidiv zu Recidiv fällt.

Diejenigen Fälle, wo eine Malaria-Infektion bestanden hat und doch niemals ein Fieber zum Ausbruch gekommen ist,

---

dieser Beziehung befriedigt werden sollen, um so schwieriger gestaltet sich die Sache; kleinere Siedelungen mit 4—8 Europäern sind zu Anfang — vorausgesetzt, dass man bei den Eingeborenen auf keine grossen Schwierigkeiten stösst — die zweckmässigsten.

dürften nur sehr vereinzelt dastehen. Die Regel ist vielmehr, dass sich jede Malaria-Infektion, sei es früher, sei es später, jedenfalls einmal als Fieber zum Ausdruck bringt. Dem ersten können sich dann weitere Fieber anreihen und diese ebensowohl Rückfälle ein und derselben oder auch neue Infektionen für sich bedeuten; schliesslich erfolgt dann Heilung oder es entwickelt sich daraus ein Zustand, wo der Mensch nicht mehr fiebert und doch die Infektion fortbesteht.

Damit ist dann die zweite grosse Gruppe der fieberlosen Malaria-Krankheiten betreten; ihr hauptsächlichstes Symptom ist eine mehr oder minder ausgesprochene Anämie, verbunden mit zahlreichen nervösen Erscheinungen. Das sind freilich Eigentümlichkeiten. welche auch nach jedem Malaria-Fieber noch eine Zeitlang fortbestehen und deshalb wohl auch unter Umständen als Convalescenzsymptome aufgefasst werden können. Den Verdacht einer noch fortbestehenden fieberlosen Infektion erregen sie erst, wenn ein solcher Zustand unverhältnismässig lange fortdauert, das Allgemeinbefinden erheblich leidet, und gewöhnlich auch weitere organische Störungen nachweisbar sind.

In den Tropen sind diese fieberlosen Malaria-Krankheiten ungemein häufig; es giebt dort stets Personen, welche vermeinen, ihre „Fieber" los geworden zu sein, weil sie thatsächlich Monatelang keine Fieberanfälle bekommen haben; sie gehen ihrer Beschäftigung gewohnheitsmässig nach und konsultieren den Arzt ganz beiläufig, weil sie sich leicht matt fühlen, mitunter schlaflos sind, an Appetitstörungen leiden und oft Schmerzen ganz unbestimmter Natur verspüren. Verändern solche Personen dann gelegentlich ihren Wohnort, gehen etwa für ein paar Tage in See, so kommen neue Fieber zum Ausbruch und liefern ihnen damit den Beweis, dass sie auch vorher noch malariakrank gewesen waren.

Man muss also prinzipiell unterscheiden zwischen fieberhaften und fieberlosen Malaria-Krankheiten oder mehr mit Bezug auf die ätiologische Seite der Frage, zwischen manifesten und latenten Malaria-Infektionen.

Unter diesen beiden Gesichtspunkten würden die verschiedenen, klinisch besonders markirten, Krankheitsformen unterzubringen sein. Das Schema würde dann ungefähr lauten:

A. Fieberhafte Malaria-Krankheiten:
1. Fieber im Wechseltypus; typische Malaria-Fieber.
2. Atypische Fieber.
3. Malaria biliosa haematurica (fièvre bilieuse hématurique).
4. Malaria comatosa (akuter Malaria-Collaps).

B. Fieberlose Malaria-Krankheiten:
(Malaria-Anämie; Malaria-Cachexie; Malaria-Neurosen.)

Die Malaria-Krankheiten komplizieren sich öfters mit anderen fieberhaften Krankheiten, wie Diphtherie, Pneumonie, Dysenterie. In solchen Fällen ist es schwierig oder mitunter geradezu unmöglich, zu entscheiden, was von dem Fieber auf Rechnung der Malaria und was auf diejenige der Komplikations-Krankheit entfällt und ob in manchen Fällen die Komplikations-Krankheit nicht ganz für sich besteht. Immerhin erscheint es zur Zeit geboten, solche Komplikationskrankheiten einer besonderen Besprechung zu unterziehen.

Kapitel V.

Typisches Malaria-Fieber.

Am häufigsten äussern sich die Malaria-Krankheiten auch in den Tropen unter dem Bilde der febris intermittens. Dieselbe setzt sich zusammen aus akuten Fieberparoxysmen und ganz fieberfreien Intervallen; und je nach der Dauer dieser Intervalle ergiebt sich die Einteilung in quotidiane, tertiane und quartane Formen.

Nach dem übereinstimmenden Urteile aller Beobachter sind die quotidianen Formen für die Tropen die eigentlich charakteristischen; der tertiane und quartane Typus treten hier nach Hirsch (2) nur auf zu der Zeit leichterer Epidemien oder an vergleichsweise gutartigen Malaria-Herden, so dass nach ihm der quotidiane Typus auf eine besondere Intensität des Malaria-Prozesses schliessen lässt. Neuere Untersuchungen von Golgi (5) nehmen an, dass die quotidianen Fieber im ätiologischen Sinne nicht existieren, sondern wo sie auftreten, stets als Verdoppelungen der quartanen oder tertianen Formen anzusehen sind; insofern dann nämlich mehrere (statt einer) zu gleicher Zeit im Blute kreisender Generationen des Malaria-Parasiten hintereinander zur Reife gelangten und jede für sich an 2 auf einander folgenden Tagen einen Fieberanfall auslösten. Sofern sich diese Anschauung bestätigte, würde damit ein weiteres Verständnis für das vorherrschende Auftreten der quotidianen Fieber in besonders schweren Malaria-Gebieten gewonnen sein; die quotidianen Fieber würden demnach im Golgischen Sinne der quantitativ ergiebigeren Durchtränkung des Körpers mit dem Malariavirus gleich zu setzen sein. Für Kaiser Wilhelmsland kann ich das überwiegende Auftreten des quotidianen Typus bestätigen; tertiane und quartane Formen waren diesem gegenüber Seltenheiten.

a) Fieberverlauf.

Die Paroxysmen setzen gewöhnlich zwischen Morgen und Abend, seltener in der Nacht ein, dauern 6—8 Stunden und fallen regelmässig unter Schweiss ab. Der zweite und die folgenden Paroxysmen pflegen gerne um 2 Stunden zu anteponiren, so dass Temperaturkurven wie in Fig. 1[1]) zu Stande kommen. Die Apyrexien sind gewöhnlich reine; die Temperaturen während derselben unternormal, 36,5—36,8.

Dieser klassische Fiebertypus, ausgezeichnet also durch kurz dauernde Paroxysmen und reine, nahezu gleich lange

---

[1]) Siehe die Temperaturkurven der beigegebenen Tafeln.

Apyrexien, ist zwar der überwiegende, die Zahl der davon abweichenden Fälle aber ebenfalls eine nicht unbeträchtliche.

Selten ist das Auftreten mehrerer Paroxysmen an einem Tage (Fig. 2), häufiger dagegen unreine Apyrexien (Fig. 3) und am häufigsten die ungleiche Dauer sowohl der Paroxysmen als auch der fieberfreien Intervalle. Fig. 4 zeigt den Temperaturverlauf bei einem jungen Melanesier; es heben sich in dieser Kurve 7, durch fieberfreie Intermissionen geschiedene Paroxysmen ab; während 5 davon von Abend bis Morgen abfallen, bleibt im 2. und 3. Paroxysmus die Temperatur einen ganzen Tag länger auf der Höhe, so dass die Krise statt in 6—8 Stunden hier etwa erst nach 30 Stunden eintritt; auch zeigt sich hier am 6. Tage eine um einen ganzen Tag verlängerte Intermission.[1])

Paroxysmen von ungleicher Dauer zeigt auch Fig. 5: während der erste Paroxysmus typisch abläuft, gebraucht der zweite zum Anstieg und Abfall $3\frac{1}{2}$ Tage; ähnliches ist der Fall bei Fig. 6 u. 7. Die Apyrexien sind öfters von sehr kurzer Dauer; in Fig. 8 umfasst die vollkommene Apyrexie nur die wenigen Stunden der Mittagszeit; auch rücksichtlich der Temperaturhöhe, welche sie erreichen, zeigen die Paroxysmen manche Verschiedenheiten.

Alles in Allem kommen also auch bei diesen typischen Formen des Malaria-Fiebers manche Unregelmässigkeiten vor, welche dann allmälig zu den atypischen Fiebern hinüberleiten.

Ueber tertiane und quartane Formen ist nichts besonderes zu sagen: eine quintana wurde ebenfalls beobachtet. Es erscheint mir aber zweifelhaft, ob quintane, sextane etc. Formen überhaupt noch den Anspruch auf selbständige Krankheitstypen machen

---

[1]) Hier und in anderen Kurven befinden sich Vermerke über den Chiningebrauch, wo solcher stattfand; es ist denkbar, dass durch die Einwirkung des Chinin manche Kurven ihr originales Gepräge eingebüsst haben; doch nur in dem Sinne, dass Fieberbewegungen gelegentlich ausfielen, wo solche bei Nicht-Chiningebrauch vielleicht beobachtet worden wären, nicht wohl in umgekehrter Weise, dass sie bei Chiningebrauch eintraten, wo sie sonst nicht aufgetreten wären. Die Zahlen bedeuten das Chininquantum in Gramm.

dürfen, ob wir sie nicht vielmehr zweckmässiger unter der Rubrik der Recidive aufführen sollen, wozu ganz besonders auch die bisher gewonnenen Kenntnisse über den Entwickelungsgang der Malaria-Parasiten auffordern. Dass übrigens auch der Zufall bei der Aufstellung so komplizierter Fiebertypen oft genug mitspielen mag, ist keine Frage; denn sicher ist, dass die Fieber auch ohne irgend welche Arzneieinwirkung gelegentlich als nur ein einziger Paroxysmus in Erscheinung treten können, ein Verhältnis, welches ich besonders bei den Angehörigen der melanesischen Rasse beobachtet habe, dass also dann von einem eigentlichen Typus überhaupt nicht mehr die Rede sein kann. Mein Diener Talemur, welchen ich stets unter Augen hatte, bekam am 2. Juni einen Paroxysmus, den nächstfolgenden ohne Arzneigebrauch erst am 30. Juni, den nächstfolgenden, ebenfalls ohne Arzneigebrauch, am 9. Juli.

b) Symptomatologie und Verlauf.

Dem Malaria-Fieber gehen sehr oft, wenn auch nicht immer charakteristische Prodromalsymptome vorauf. Wenn P. Werner (6) dieselben in seiner trefflichen Monographie ganz in Abrede stellt, indem er sagt (pag. 12): „Von einem Prodromalstadium, d. h. einer Reihe unbestimmter Symptome, die dem eigentlichen Ausbruch der Krankheit vorhergehen, kann für die schweren Formen ebensowenig die Rede sein als für die Intermittenten", so kann ich diese Ansicht in Bezug auf die Tropenfieber nicht teilen. Es ist freilich richtig, dass der Kranke von dem Anfall mitunter ganz unverhofft überrascht wird; bei weitem häufiger aber kommt es vor, dass der Kranke schon Tage lang vorher oder doch wenigstens an dem Tage, an welchem der Fieberanfall erfolgt, ein ausgesprochenes Gefühl des Krankseins mit sich herumträgt; er fühlt sich ermattet, klagt über Schlaflosigkeit, ist appetitlos, und der Kenner besonders empfindet ein sehr charakteristisches Gefühl bleierner Schwere „in den Gliedern", vorzugsweise in den Kniegelenken: die einen gähnen fortwährend, andere werden von unendlicher Esslust befallen, Anderen brennen die Augen: ein jeder hat seine besonderen, von ihm gekannten Anzeichen des herannahenden Fieberanfalls. Wie häufig hörte man den einen zum andern gesprächsweise äussern, „ich glaube, mir liegt heute wieder das verdammte Fieber in den Knochen" — das war morgens beim Frühstück; beim Mittagessen war der Betreffende nicht mehr anwesend, weil dann inzwischen der Paroxysmus eingetreten war. Es kommt andrerseits garnicht selten vor, dass jemand seine Prodrome empfindet und der erwartete Anfall schliesslich doch ausbleibt. In solchem Falle kann sich der Mensch sein Unwohlsein eingebildet oder dasselbe auch nur falsch bezogen haben; es würde mir aber auch keineswegs so ungereimt erscheinen, anzunehmen, dass nicht gelegentlich ganz reguläre Prodromalsymptome sollten vorhanden sein können, ohne dass denselben das Fieber notwendigerweise nachzufolgen brauchte. Denn das Fieber ist eben nur eine Teilerscheinung der Malaria; es wäre in einem solchen Falle im Körper eine Infektion zwar etabliert zu denken; es fehlten aber noch diejenigen Einwirkungen der Infektion auf den Organismus, welche das Fieber erzeugten.

Schüttelfröste zu Beginn des Anfalles sind für die Tropenfieber nicht gerade charakteristisch; ich habe dieselben häufiger bei Malayen und Melanesiern auftreten sehen, als bei Europäern. Für die Prognose des Falles war mir der Schüttelfrost stets ein erfreuliches Symptom, indem dann auf einen kurzen Verlauf des Fiebers gerechnet werden durfte; je typischer und reiner sich die Intermittens darstellte, um so ausgesprochener war gewöhnlich der Schüttelfrost. Es konnte aber der Schüttelfrost keineswegs als das Zeichen einer leichteren Infektion angesehen werden; gerade die Malayen, bei welchen der Schüttelfrost häufig war, litten an meist sehr erheblichen Milztumoren, erheblicheren gewöhnlich, als sie bei den Europäern vorkamen. Vielleicht kann der Umstand, dass die letzteren bekleidet gingen, während die farbigen Rassenangehörigen nahezu ganz in ihren adamitischen Kostümen umherwandelten, zur Erklärung dieser bemerkenswerthen Thatsache herangezogen werden; so erinnere ich mich auch bezüglich meiner eigenen Fieber die heftigsten Schüttelfröste dann gehabt zu haben, wenn das Fieber am Abend einsetzte, wo ich mich in der verhältnissmässig leichten Nachtkleidung der Kühle des Abends ausgesetzt hatte.

Statt des Schüttelfrostes wurde von Europäern häufig ein Gefühl des Fröstelns oder richtiger des Durchrieseltwerdens von bald warmen, bald kalten Empfindungen angegeben; das war aber nur von kurzer Dauer und ging alsbald in das ausgesprochenste Hitzegefühl über.

Kranke, welche fröstelten, lagen gewöhnlich auf einer Seite mit gekrümmtem Rücken und stark angezogenen Knieen; es drückte sich darin das unwillkürliche Bestreben aus, die Abkühlungsfläche des Körpers zu verringern. Jede, auch die geringste Abkühlung, das blosse Lüften der Bettdecke steigerte die Frostschauer. Ich hatte mir desshalb zur Regel gemacht, die Kranken in diesem Stadium mit weiteren Untersuchungen zu verschonen.

Die Körpertemperatur kann während des Schüttelfrostes bereits gesteigert sein oder nicht; ich fand dieselbe bei mir auf der Höhe des Schüttelfrostes zu 37,5. Die sich dann anschliessende Temperatursteigerung wird nicht von allen Kranken als Hitze empfunden; ich maſs bei einem Kranken 40°, der mir positiv behaupten wollte, dass er fieberfrei sei: das fordert auf, besonders an Orten, wo ein Arzt nicht zur Stelle ist, jedes Unwohlsein mit dem Thermometer zu kontrollieren.

Unter den subjektiven Symptomen ist das gewöhnlichste der Kopfschmerz; bei den melanesischen Arbeitern war das sehr oft die einzige Klage, welche sie in ihrem Pigeonjargon in die Worte: „this fellow (auf den Kopf deutend) too much mallabang“ zusammen zu fassen pflegten. Eingeborne, welche fiebern, hatten sich häufig mit einer Baumwurzel den Kopf umschnürt oder Skarifikationen an Stirn oder Nacken vorgenommen. Der Sitz des Kopfschmerzes ist ein verschiedener, bald ist es die Stirn, bald der Nacken, bald eine Seite des Kopfes, bald der ganze Kopf, selten nur eine Schläfe. Nach meiner eigenen Erfahrung handelt es sich meist um einen dumpfen dröhnenden Schmerz im Innern des Kopfes, ein wahres Katzenjammergefühl. Bei einigen lokalisiert sich der Schmerz in der Kopfhaut, sie geben an, dass die Haare ihnen weh thun; ich habe solche Klagen sogar von Melanesiern gehört.

Das Sensorium befindet sich zu Anfang oftmals im Zustand grosser Erregung; die Kranken sind gesprächig und selbst in gehobener, witziger Stimmung; oder sie geben ihrem Aerger und Unmut in beredten Worten Ausdruck, beschäftigen sich in Gedanken mit der Ausarbeitung schneidiger Berichte und Reden, machen Verse, hören Musik u. a. m., sehr viel seltener sind sie deprimirt und in weinerlicher Stimmung. Bei allen macht sich aber alsbald ein Gefühl geistiger Stumpfheit und dumpfen Dahinbrütens bemerkbar; der Kranke hat dann nur das eine Bedürfnis der Ruhe und bleibt am liebsten sich selbst überlassen, verharrt in ein und derselben Lage, selbst wenn sie ihm unbequem wird aus blosser Trägheit, giebt auf Fragen ungern Antwort und ist oft mürrisch und verdriesslich. Nächstdem treten in dem Krankheitsbilde hervor Rücken- und Kreuzschmerzen: die Kranken können den Schmerz ziemlich genau am Rücken lokalisieren; sie verlegen ihn gewöhnlich in die Gegend des Brustmarks, zwischen und dicht unterhalb der Schulterblätter, die Schmerzen werden als ziehende bezeichnet und das Ganze auch als Gefühl des „verlegenen Rückens"; ich habe an mir selbst beobachten können, dass dieser Schmerz in seiner Heftigkeit einigermaßen von der Haltung des Körpers abhängig ist, dass derselbe in der Seitenlage mit stark nach vorne übergekrümmtem Rumpf erheblich nachlässt, dass er in der Rückenlage stärker wird; ich möchte es nicht für ausgeschlossen halten, dass dabei möglicherweise Änderungen in den Zirkulationsbedingungen des Rückenmarks oder seiner Häute eine Rolle spielen; der Kreuzschmerz verbindet sich gewöhnlich mit Neuralgien im Bereich des Ischiadicus und Cruralis; bei Einzelnen erreichen die lancinirenden Schmerzen in den untern Extremitäten einen hohen Grad von Heftigkeit; sie schreien vor Schmerz laut auf; bei

Andern ist es mehr ein dumpfes Ziehen an der hintern Fläche des Oberschenkels, welches langsam an- und abschwillt. Neuralgien an anderen Teilen des Körpers sind seltener, am ehesten noch Prosopalgien; statt wirklicher Neuralgien treten auch andere Sensibilitätsneurosen in Erscheinung, so ein pruritus universalis oder lästiges Jucken und Kribbeln an den Oberschenkeln, besonders an den Innenflächen derselben; auch beschränkte Anästhesien an den Fusssohlen, den kleinen Fingern etc.

Urindrang ist ein von fast allen Kranken angegebenes Symptom, welches mit der allgemeinen Erregung des zentralen Nervensystems im engsten Zusammenhang steht.

Auch Brechneigung und Würgen dürfte den nervösen Symptomen beigezählt werden, wenngleich die Ursache dafür öfters in einem ausgedehnten Gastro-Intestinalkatarrh zu suchen ist. Das Erbrechen ist besonders zu Beginn des Fiebers sehr stürmisch, die Kranken würgen und winden sich dann mitunter entsetzlich; jeder Schluck Wasser kommt zurück und andererseits wiederum besteht so lebhaftes Durstgefühl, dass es die Kranken grosse Überwindung kostet, nicht zu trinken.

Als sehr lästiges Symptom äussert sich bei manchen Kranken ein Oppressionsgefühl auf der Brust, welches mit der Fieberattacke auftritt, aber auch nach abgelaufenem Fieber als selbstständige Neurose fortbestehen kann; die Kranken ringen unter Anwendung aller accessorischer Hilfsmuskeln nach Luft, 2—3 mal hintereinander, athmen dann eine Weile ganz ruhig, um bald von Neuem in einen solchen Inspirationskrampf zu verfallen.

Den nervösen Erscheinungen beizuzählen sind wohl auch die im Ganzen selten zu beobachtenden Quaddeleruptionen (urticaria confluens) während des Paroxysmus; dieselben rufen lebhafte Juckempfindung hervor und zeigen ausgesprochene Neigung zum Wandern; in wenigen Stunden schon sind die Quaddeln von der Stelle, woselbst sie soeben noch das Bild vollständiger Pachydermie darboten, verschwunden, um an andern Körperstellen, welche bis dahin ganz frei waren, zuerst in der Form

einzelner, verschieden grosser rother prominirender Flecke aufzutreten, welche alsbald confluiren und dabei von ihrer rothen
Farbe einbüssen.[1])

Ganz kleine Kinder erkranken leicht unter dem Bilde von
Konvulsionen mit Bewusstlosigkeit und Athmungsstörungen,
auch bei relativ niedrigen Temperaturen 39,3—39,8; nach der
Ansicht der Mütter handelt es sich dann um die beliebten
„Zahnkrämpfe". Bei den 2 Fällen, welche ich in Erinnerung
habe, befielen die Krämpfe besonders den Kopf und die Ober-
extremitäten; hier Pro- und Supinationsbewegungen, dort
Schüttelbewegungen. Eines der Kinder verstarb in wenigen
Stunden unter dyspnoetischen Erscheinungen (cf. Kap. VIII.
Casuistik); bei dem anderen trat nach Aufhören der Krämpfe
Schlaf und Fieber-Abfall am nächsten Morgen ein.

Ausser den nervösen Symptomen kommen die verschiedensten Katarrhe zur Beobachtung. Schnupfen tritt in
den Tropen als blosser sog. „Erkältungsschnupfen" auf oder als
Begleitsymptom des Malaria-Fiebers; häufiger sind Bronchial-
katarrhe; sehr häufig akute Darmkatarrhe mit Diarrhoen, welche
den Kräftezustand des Kranken dann leicht herunterbringen.

Das gesammte Bild des Fieberanfalles ist ein sehr
wechselvolles und im weitesten Sinne abhängig von
individuellen Dispositionen. Manche Kranke hüllen sich
bis auf die Nasenspitze in ihre Decke ein und liegen so laut-
und wunschlos ein paar Stunden bis zum beginnenden Schweissstadium; andere geberden sich ungeduldig, werfen sich umher,
lamentiren und sind für den Arzt die denkbar unbequemsten
Kranken.

Das Schweissstadium setzt gewöhnlich mit dem be-

---

[1]) Auf den Zusammenhang von Urticaria und Intermittens weisen
(in Schmidts Jhrb. 1886 pag. 256) auch Verneuil und Merklen hin;
desgleichen Christiani „Della orticaria malarica pirettica"; zum Verständnis des Zustandekommens der Urticaria ist es auch nicht unwichtig
zu wissen, dass solche auch bei Lammblut-Transfusion und periodi-
scher Hämoglobinurie beobachtet ist.

ginnenden Abfall des Fiebers ein, tritt aber auch nicht selten
verspätet erst nach beendigten Temperaturabfällen ein.
Manche Kranke schwitzen auch gleich bei Beginn des Fieberanfalls und der ganze Paroxysmus verläuft dann in wenigen
Stunden; andere Schweisse begleiten die weiter unten zu be-
handelnde comatöse Form der Malaria und sind ominöser Natur.

Zu Ende des Schweissstadiums, also bei Beginn der Apyrexie, ist die Körpertemperatur gewöhnlich sehr niedrig, 36,5 bis
36,8. Solche niedrige Apyrexien sind günstig, insofern dann
der Paroxysmus bei geeigneter Verabreichung des Chinin nicht
wiederzukehren pflegt; war die Temperatur dagegen nur bis 37,2
oder 37,5 gefallen, so war auch das Wiederkehren der Paroxysmen ein häufiges Vorkommnis, gleichgültig ob Chinin verabfolgt wurde oder nicht.

Für die Beurteilung der Frage, ob ein Fieber mit
dem Niedergang der Temperatur seinen natürlichen
Abschluss erreicht habe oder ob dasselbe mit oder ohne
arzneilichen Gebrauch neue Paroxysmen machen werde, ent-
scheidet sonst vorzugsweise das subjektive Befinden des Kranken.
Wenn sich der Kranke erleichtert fühlt, ohne Aufforderung das
Bett verlässt und daran denkt, seine durch das Fieber unter-
brochene Beschäftigung wieder aufzunehmen, so kann man
ziemlich sicher sein, dass bei Chiningebrauch ein weiterer Anfall
ausbleiben werde; besteht trotz normaler Temperatur dagegen
Mattigkeit, Kopfschmerz, Übelkeit, Unlust zur Arbeit etc. fort,
so muss man daran denken, dass die Wiederkehr des Paroxysmus auch trotz des Chinin als wahrscheinlich bevorstehe. Das
zu wissen, ist praktisch nicht unwichtig. Ich erinnere mich in
dieser Beziehung eines Beispiels: Es war eine Explorations-
tour mittelst einer kleinen Dampfbarkasse festgesetzt worden;
ein Herr, welcher daran teil zu nehmen gedachte, hatte tags
zuvor einen Fieberanfall gehabt; als abgefahren werden sollte,
erschien er und wollte unserm dringenden Rate, von der Teilnahme an der Partie Abstand zu nehmen, unter Hinweis auf
seine thermometrisch als normal konstatierte Temperatur und

auf seine mitgebrachte Chininflasche, nicht Folge leisten. Ein neuer Paroxysmus setzte dann während der Fahrt thatsächlich ein und die Qualen, welche der Kranke in dem kleinen Fahrzeug erlebte, waren ebenso gross wie die Plage, welche er uns allen damit verursachte und die Behinderung des Zweckes welchen wir auf unserer Tour verfolgten.

Kapitel VI.

Atypisches Malaria-Fieber von remittierendem, continuierlichem oder gemischtem Charakter.

Eine grosse Anzahl von Malaria-Fiebern zeigt einen von dem gewöhnlichen intermittierenden Typus sehr abweichenden Verlauf. Während der regelmässige Paroxysmus sich durch steiles Ansteigen und ebenso steilen Abfall der Temperaturkurve auszeichnet, erfolgt in diesen Fällen entweder das Ansteigen (Fig. 10)[1]) oder der Abfall (Fig. 11 u. 5) oder beides (Fig. 12 u. 13) in verzögertem Tempo; statt der Apyrexien treten unvollkommene Intermissionen oder nur Remissionen auf (wie in Fig. 14 u. 3) und solche fallen bald auf den Abend, bald auf den Morgen; oder das Fieber hat zu Anfang (wie in Fig. 15 u. 16) oder zu Ende (wie in Fig. 17 u. 18) oder während des ganzen Verlaufes (wie Fig. 19) einen continuierlichen Charakter: es kommen dann durch die Kombination dieser verschiedenen Faktoren so unregelmässige Temperaturenbilder heraus, dass man sich meistens in Verlegenheit befindet, in welche der geläufigen Fieberkategorien man den einzelnen Fall einzureihen hat. Meistenteils wird man sich begnügen müssen, die hierher zu zählenden Fieber mit der Bezeichnung der atypischen Malaria-Fieber zu versehen.

[1]) Siehe die Temperaturkurven der beigegebenen Tafeln.

Darunter wären aber nicht zu begreifen diejenigen Fieberformen, welche, weiter unten abgehandelt, durch die Eigentümlichkeit des Symptomenbildes ihren besonderen Charakter erhalten; sondern der Begriff der atypischen Malaria-Fieber wäre vielmehr und ausdrücklich nur auf diejenigen Fieberformen anzuwenden, deren Temperaturverlauf in unregelmässiger Weise abweicht, während das Symptomenbild im übrigen ein einfaches, demjenigen der gewöhnlichen Intermittens entsprechendes bleibt.

Soll somit der allgemeine Charakter dieses Fiebers als atypisch gekennzeichnet werden, so tritt eine gleiche Unregelmässigkeit auch bezüglich der Dauer dieser Fieberform zu tage. Man ist schlechterdings nicht imstande, im gegebenen Falle zu beurteilen, ob ein solches Fieber sich über 2 oder 20 Tage hinziehen wird: die grössere Zahl der Fälle spielt sich jedoch in dem ungefähren Zeitraum einer Woche ab.

Dass diese Fieber überhaupt den Malaria-Fiebern und nicht etwa einer ganz andern Klasse von fieberhaften Krankheiten beizuzählen sind, scheint mir aus folgender Überlegung hervorzugehen: abgesehen davon, dass mir eine fieberhafte Krankheit, welche einen gleichen, so atypischen Fieberverlauf aufzuweisen hätte, nicht bekannt ist, so spricht dafür das Folgende:

1. Die Wahrscheinlichkeit, dass, wenn in einem Lande, wo die Malaria endemisch ist, fieberhafte Erkrankungen atypischen Charakters zu gleicher Zeit mit vielen typischen Malaria-Fiebern auftreten, auch die ersteren auf die Malarianoxe zu beziehen sein werden.

2. Den atypischen Fiebern gehen reguläre Malaria-Fieber voran, oder sie recidivieren auch ihrerseits in regulärem Typus.

3. Die Temperaturkurven der atypischen Fieber lassen gewöhnlich eine Neigung zu Intermissionen nicht verkennen.

Wenn demnach die Zuzählung dieser Fieber zu den Malaria-Krankheiten als gerechtfertigt erscheinen dürfte, so bleibt es freilich noch immerhin schwierig, zu entscheiden, warum eine bestehende Malaria-Infektion des Körpers in dem einen Falle mit typischen, in dem andern Falle mit atypischen Fiebern zum Ausdruck gelangt.

Die Voraussetzung, dass in den Fällen von verzögertem atypischen Fieberverlauf das Krankheits-Virus in accumulativer Form im Körper vorhanden wäre, trifft nicht zu, da die Mehrzahl aller derjenigen Personen, welche an atypischen Fiebern litten, gewöhnlich erst ganz kurze Zeit im Lande war und durchweg auch früher nicht an Malaria gelitten hatte. Auch die Disposition des einzelnen Individuums ist schwerlich dafür verantwortlich zu machen, da die an atypischen Fiebern erkrankten Personen später unzählige Male an typischen Intermittenten erkrankten. Ebensowenig konnten endlich gewisse Lokalitäten und damit etwa besondere Infektionsbedingungen als die Ursache dieser Fieberformen angesprochen werden, da an ein und derselben Lokalität zu ein und derselben Zeit typische und atypische Fieber beobachtet wurden.

Man bemüht sich also zunächst ganz vergebens, einen plausiblen Grund zur Erklärung dieser merkwürdigen Erscheinung des Abweichens vom Typus ausfindig zu machen[1]).

Das Verhältnis zwischen typischen und atypischen Formen des Malaria-Fiebers stellte sich in Kaiser Wilhelms-Land so, dass schätzungsweise auf 20 typische etwa 1—2 atypische Fieber entfielen, also etwa 5—10 % sämtlicher Fieber-Erkrankungen.

Bezüglich der Verteilung des atypischen Fiebers nach Rassen, so erkrankten vorwiegend daran die Europäer (und zwar wie bereits hervorgehoben in erster Erkrankung), nächstdem die Melanesier, am seltensten die Malayen.

---

[1]) Mit neueren Untersuchungen noch am meisten in Einklang zu bringen wäre die Annahme, dass in solchen Fällen sehr viele Generationen des Malaria-Parasiten im Blute zirkulierten, so dass immerfort neue in Wirksamkeit träten und Fieber auslösten, wenn die vorhergehenden ihr Spiel noch nicht beendigt hätten; dem stellt sich andrerseits die Thatsache entgegen, dass das Chinin keinen deutlichen Einfluss auf den Verlauf dieser Fieber hat, was doch der Fall sein müsste, wenn es, wie nachgewiesen, imstande wäre, die Malaria-

Die in Rede stehenden Fieber sind am häufigsten unter dem Namen des typhoiden Malaria-Fiebers (typho malarial fever der Engländer) abgehandelt worden. Actinson (7) erblickte darin eine Mischinfektion des Typhus und der Malaria, Squire (7) eine Modifikation der Malaria, Jagoe (8) leugnet zwar die Zusammengehörigkeit des Malariatyphoids mit dem enterischen Typhus, zählt sie aber dem biliosen Typhoid zu („also eine besondere Form des Typhus recurrens"?).

Die ausführlichste Behandlung und eine nach meinem Dafürhalten auch durchaus zutreffende Auffassung hat das Malariatyphoid in der Monographie von P. Werner (6) erfahren[1]).

Ich unterschreibe es Wort für Wort, wenn er (pag. 6) sagt. „dass sich von jeder Krankheit eher, nur nicht von dieser, eine klassische Schilderung geben lässt, d. h. eine Beschreibung, die, wenn nicht für immer, so doch für lange hinaus auf zukünftige Fälle passt. Ein ewiger Wechsel in den Erscheinungen, sowohl in Bezug auf Inkubationsdauer und Krankheitsverlauf, als auf subjektives Leiden, Temperaturen und endlich die Kom-

Parasiten zu töten. Nicht ganz ohne Einfluss ist vielleicht die Jahreszeit, oder zunächst nicht näher gekannte klimatische Agentien in einer bestimmten Jahreszeit, ein genius epidemicus in epidemia: unter 25 notierten atypischen Fiebern finde ich 10 auf den Monat März entfallend; das war zugleich ein Monat, in welchem die Fieber-Erkrankungen eine aussergewöhnliche Höhe erreicht hatten. Das würde dann mit den Beobachtungen übereinstimmen, welche über diese Fieber auch andrerorts gemacht wurden, dass nämlich auf der Höhe einer Malaria-Epidemie die Fieber ihren intermittierenden Charakter öfters verlieren, remittierend oder continuierlich, beziehungsweise perniciös werden, um dann wiederum mit Nachlass der Epidemie ihre typischen Formen wieder anzunehmen.

[1]) Der genannte Autor machte seine sehr reichen Beobachtungen in Süd-Russland, gelegentlich des Bahnbaues Samara—Orenburg, also noch diesseits des 50° nördl. Breite. Das Malariatyphoid gehört also keinesweges bloss den Tropen an; ich selbst habe in der Deutschen medizinischen Wochenschrift (1890) einen Fall von Malariatyphoid beschrieben, welchen ich in Königsberg kürzlich zu beobachten Gelegenheit hatte, zu einer Zeit, wo Malaria-Krankheiten durchaus selten waren.

plikationen, das ist die Signatur dieses auch darum wahrhaften Wechselfiebers in allen seinen Formen." Das Atypische ist also der Typus dieser Fieber und mit einer typhoiden Krankheit haben sie zwar mitunter eine entfernte Ähnlichkeit im Symptomenbilde, sehr häufig aber kaum etwas anderes gemeinsam als den Namen; ich habe es deshalb vorgezogen, von der Bezeichnung des typhoiden Malaria-Fiebers ganz Abstand zu nehmen und dafür die Benennung derselben als atypische Malaria-Fieber schlechtweg zu wählen.

a) Fieberbewegung.

P. Werner (6) weist mit allem Nachdruck darauf hin, dass sich ein regelmässiger charakteristischer Fieberverlauf bei diesen Fiebern nicht finde, „der Fiebertypus im allgemeinen ist das Irreguläre, das Bizarre." Auch bei den atypischen Fiebern der Tropen ist die grosse Unregelmässigkeit der Fieberbewegung sehr in die Augen fallend, wie aus einer auch nur oberflächlichen Betrachtung der beigegebenen Kurvenfiguren ersichtlich wird.

Sehr häufig bringt sich in dem Temperaturenverlauf eine unverkennbare Neigung zu Intermissionen zum Ausdruck (Fig. 14 u. 20—28); andere Male gewährte die Kurve mehr das Bild eines remittierenden, beziehungsweise continuierlichen Fiebers (Fig. 18, 19, 29—34)[1]). Die Fieber endigen eben-

---

[1]) Martin (32) ist geneigt, den continuierlichen Fiebertypus als den häufigeren anzusehen; er sagt (pag. 37): „Die Remittens trägt ihren Namen mit Unrecht im Vergleich zu den nur geringen Remissionen, welche in ihrem Verlaufe zu verzeichnen sind." Mir ist als das Bemerkenswerteste stets erschienen das Atypische, Irreguläre, so dass in den allermeisten Fällen von einem Fiebertypus kaum die Rede sein konnte. Ich habe deshalb die Temperaturkurven der hierhergehörigen Fälle beigegeben, und würde es im Interesse dieser Frage für wünschenswert erachten, wenn die Zahl der auf Temperaturmessung gestützten Beobachtungen vermehrt und publiziert werden würde. Es wäre ja übrigens eine Differenz im Typus an verschiedenen Lokalitäten sehr

sowohl lytisch als kritisch; der Krise, welche überwiegend über Nacht eintritt, pflegt öfters des Abends vorher eine Exacerbation des Fiebers voranzugehen (wie in Fig. 16, 18, 24); bei sonst unbedenklichem Allgemeinbefinden des Kranken habe ich deshalb abendliche Erhebungen der Temperatur über das Fieberniveau des Falles hinaus, stets willkommen geheissen. Die Krise erfolgt mitunter in mehreren Absätzen (Fig. 13, 21, 22; auch 5 u. 7); auch der lytische Fieberabfall zeigt nichts Charakteristisches, sich Gleichbleibendes; so schreitet derselbe in Fig. 39 u. 30 von Tag zu Tage stetig fort; in Kurve 18 tritt am vierten Tage plötzlicher Stillstand ein; die Temperatur hält sich zwei weitere Tage auf niedrigem febrilem Niveau, um nach erneutem kurzen Anstieg definitiv abzufallen. Die Tagesmaxima entfallen ebensowohl auf den Morgen, als auf den Abend, als auf die Mitte des Tages (vergl. in dieser Hinsicht die Kurve 33 u. a.). Das Gewöhnliche sind jedoch Abendmaxima mit Morgenremissionen. Die Fig. 35 zeigt den Temperaturengang bei einem an 5 tägiger Remittens erkrankten Melanesier; aus den 5 täglichen zwischen 7 Uhr morgens und 8 Uhr abends ausgeführten Messungen ergiebt sich das folgende Resultat: die Temperatur erreicht ihr Tagesmaximum gegen Abend (5 Uhr = 1 Stunde vor Sonnenuntergang), um von da ab schon vor Beginn der Nacht (8 Uhr) und weiter zum Morgen hin abzufallen; das Tagesminimum fällt in die Zeit zwischen 7 und 10 Uhr vormittags. Von da ab erfolgt wiederum allmäliges Ansteigen der Temperatur. Das Fieber folgt also im allgemeinen dem Temperaturengange des gesunden Menschen, zeigt ein Morgenminimum und ein Abendmaximum; deshalb wird man auch bei diesen Fiebern die Anwendung der Antipyretica, hier also speziell des Chinin, in die Zeit der Remissionen verlegen sollen, also im wesentlichen in die Zeit zwischen abends 5 und vormittags 10 Uhr.

---

wohl denkbar. — Martin bestätigt auch die Thatsache, dass Übergänge von der einen zur andern Form sehr häufig sind, und zählt auch er aus diesem Grunde die Remittenten den Malaria-Erkrankungen (und nicht etwa dem Typhus etc.) bei.

b) Symptomatologie.

Das Symptomenbild des atypischen Malariafiebers wechselt von Fall zu Fall; die subjektiven Krankheitserscheinungen sind oftmals sehr geringfügiger Art; die Kranken haben das Bewusstsein, dass sie fiebern und krank sind, vermögen sich aber trotzdem herumzuschleppen und ihrer gewohnten Beschäftigung nachzugehen; ein 12 jähriger Knabe, mit dem Temperaturverlauf der Kurve 30, blätterte, im Bette aufsitzend, einen grossen Teil des Tages in seinen Bilder- und Lesebüchern herum, klagte nur über etwas Kopfschmerz, und sah ein wenig matt und angegriffen aus. Andere leiden empfindlicher, klagen über heftigen Kopfschmerz, Rückenschmerz, Schlaflosigkeit, Appetitlosigkeit, nervöse Unruhe. Andere wieder gewähren die schwersten Krankheitsbilder, denen der Arzt überhaupt begegnet; die Kranken liegen da mit ängstlich verzerrten Gesichtszügen, werden von fortwährenden Frostschauern durchrieselt bei bereits hoher Körpertemperatur, würgen entsetzlich, erbrechen grünliche gallige Massen mit furchtbarer Anstrengung, haben diarrhöische Entleerungen, werden von den wütendsten Kopfschmerzen gemartert; Zustände vollständiger Schlaflosigkeit oder — Somnolenz und Delirien. Unter Steigerung aller dieser Symptome kann dann, gleichzeitig auch unter erheblichem Ansteigen der Körpertemperatur der Exitus eintreten (s. Fig. 33). Die Skala, innerhalb welcher sich das Symptomenbild dieser Fieber bewegt, ist also eine sehr breite; das Bild selbst eines regelmässigen Typus entbehrend. Dasselbe lehnt sich oftmals ohne Frage sehr deutlich an die typische Intermittens an; andre Male, besonders wenn man als Neuling dieser Krankheit begegnet, würde man eher einen Fall von Abdominaltyphus vor sich zu haben glauben. Zwischen den leichtesten und den schwersten Krankheitsbildern lassen sich alle Übergänge verfolgen.

Gastroenterische Prozesse sind ein häufiges Symptom dieser Krankheitsform. Der von P. Werner (6) häufig beobachtete Zustand des Hungergefühls, wobei die Kranken sich fortwährend

Gedanken machen, was sie geniessen könnten und andererseits die Speisen, nachdem sie ihnen gebracht sind, nicht zu geniessen vermögen, ist mir niemals begegnet; meine Kranken waren im Gegentheil vollständig ohne Appetit und nur bei öfterem, eindringlichem Zureden liessen sie sich zu einem Versuche bewegen, etwas zu geniessen; ihre Wünsche richteten sich nur auf die Befriedigung des Durstes, unter welchem sie sehr zu leiden hatten und sie kannten darin keine Grenzen; sie konnten dem Versuche zu trinken nicht widerstehen, selbst wenn sie sich überzeugt hatten, dass die genossene Flüssigkeit doch wiederum sogleich erbrochen wurde. Brechneigung besteht fast bei allen Kranken; wenn dieser Zustand tagelang anhält, gestalten sich die Aussichten des Falles durch die damit verbundene mangelhafte Nahrungszufuhr bisweilen recht ungünstig. Noch in höherem Grade ist das der Fall bei gleichzeitigem Vorhandensein von Durchfällen wobei der Kräfteverfall des Kranken oftmals rapide zunimmt. Die Sedes sind dünnflüssig und dunkel gefärbt, nicht auffallend stinkend; die Entleerungen schmerzlos; der Zahl nach schwanken sie beträchtlich (bis 10 Entleerungen Nacht über beobachtet); sie erfolgen häufiger zu Beginn der Krankheit als gegen die Mitte derselben, öfters sind diese Darmstörungen auch nur durch einige wenige Diarrhöen zu Anfang der Krankheit angedeutet; dieselben sistieren dann weiterhin schnell, ebenso Brechreiz etc.

Häufig wurde auch Singultus beobachtet. Derselbe konnte für die Kranken und die Umgebung gleich lästig sein, wenn er stunden- und tagelang fortbestand. Selbst dreiste Opiate erwiesen sich dann oft wirkungslos; mitunter sistierte der Schluchzer! nach einem starken Brechakt, bisweilen von selbst bei Maſsnahmen, welche geeignet waren die Aufmerksamkeit des Kranken abzulenken (umkleiden, waschen), bisweilen nach Darreichung einer Chininlösung.

Somnolente und soporöse Zustände sind im Allgemeinen selten; wenn sie vorübergehender Weise auftreten, so geschieht das gewöhnlich um die Mitte oder gegen das Ende der Erkrankung; eine Abhängigkeit derselben von der Höhe der Fiebertemperatur war nicht ersichtlich, da diese Zustände schon bei der relativ geringen Temperatur von 39,4 beobachtet wurden, während andererseits in der überwiegenden Mehrzahl aller Fälle Temperaturen bis 41 ohne solche Beeinflussung des Sensoriums verliefen. Diese Zustände waren übrigens in allen Fällen accidenteller Natur, traten keineswegs in den Vordergrund des Symptomenbildes; ich habe deshalb die Aufstellung einer komatösen Form des typhoiden Malaria-Fiebers Werner's (6) nicht übernommen, beabsichtige vielmehr, diejenigen Malaria-Fieber. in welchen das Koma eine hervorragende Rolle spielt, weiter unten abzuhandeln.[1])

Die atypischen Fieber sind schliesslich häufig durch zwei negative Symptome gekennzeichnet, durch das Fehlen von Milztumor und Schüttelfrost. Da atypische Fieber vorzugsweise die Europäer als erste Krankheit befielen, so liess sich bei ihnen die Abwesenheit eines Milztumors nicht gerade gezwungen durch

---

[1]) Ebenso wenig habe ich mich veranlasst gesehen dem Werner-schen Schema in Bezug auf die Aufstellung einer erethischen, adynamischen und haemorrhagischen Form des typhoiden Malaria-Fiebers zu folgen, wenngleich ich Krankheitsbilder in Erinnerung habe, welche durchaus in dieses Schema hineinpassen würden. Nur ausgesprochene Fälle der haemorrhagischen Form, wie sie Werner (pag. 24) schildert. „vom zweiten oder dritten Tage an über den ganzen Körper zerstreut. livide Blutextravasate der Haut, vorherrschend im Gesicht, am Rücken. den oberen Extremitäten und der Brust", habe ich nicht zu Gesicht bekommen. Die Fälle dieser letzteren Kategorie deuteten sich mir nur an durch auffällige Anämie, Nasen- und Darmblutungen, Petechien unter der Haut, besonders unter den Fingernägeln. Diese in Kaiser-Wilhelmsland überaus seltenen Erscheinungen knüpften sich aber nicht an Fieberzustände, welche von dem gewöhnlichen Typus besonders abwichen; sie traten sogar ganz unabhängig vom Fieber auf und haben mir dann angezeigt, dass sich unter dem Einflusse der Malaria-Anämie (ähnlich wie beim Scorbut) Ernährungsstörungen der Gefässwandungen herauszubilden vermögen, welche bei gelegentlichen Drucksteigerungen (Würgen, Erbrechen, Bauchpresse) zur Gefässruptur führen können. So erklärte ich mir auch das gelegentliche Bluten per anum bei in der Malaria-Rekonvaleszenz befindlichen Personen, bei welchen Anzeichen eines haemorrhoidalen Zustandes nicht vorhanden waren.

die Annahme erklären, dass das noch vergleichsweise gesunde unnachgiebige Gewebe der Milz, besonders auch eine straffe Kapsel, der Anschwellung des Organs hinderlich im Wege stände; doch ist das Fehlen des Milztumors bei den atypischen Fiebern ein, wenn auch häufiges und bemerkenswertes, so doch keineswegs konstantes Symptom. Und genau so ist es mit dem Schüttelfrost: er fehlt nicht ausnahmslos, aber in einer grossen Zahl der atypischen Fieber, jedenfalls so oft, dass Fieber, welche ohne Schüttelfrost einsetzten, mir schon von vornherein den Verdacht hervorriefen, dass sie einen atypischen Verlauf nehmen würden.

Zur Differentialdiagnose mit dem Typhus abdominalis mögen die folgenden Gesichtspunkte hervorgehoben werden:

1. Der kurze, gewöhnlich nicht viel länger, als eine Woche dauernde Fieber- und Krankheitsverlauf.

2. Die Unregelmässigkeit der Temperaturkurve.

3. Das gänzliche Fehlen von Darmerscheinungen oder doch das vorwiegende Auftreten derselben zu Beginn der Erkrankung.

4. Das Fehlen von Exanthemen.

5. Das seltene Vorkommen soporöser Zustände. Dazu kommt noch

6. die relative Kürze der Rekonvaleszenzzeit.

Es war nämlich auffällig, wie schnell sich manche dieser Kranken erholten. Man sah sie oft schon 2—3 Tage nach dem Abfalle des Fiebers in gewohnter Weise ihrer Bechäftigung nachgehen, wenngleich ich damit nicht ausgesprochen haben möchte, dass den meisten dieser Kranken nicht eine längere Schonung weit zuträglicher gewesen wäre; doch das dürfte beim Typhus nicht leicht beobachtet werden.

Gegenüber der typischen Malaria ist hervorzuheben:

1. Das öftere Fehlen des Schüttelfrostes.

2. Das öftere Fehlen des Milztumors.

3. Das öftere Auftreten von Magen- und Darmstörungen und Singultus.

4. Der abweichende atypische Fieberverlauf.

Aus der Reihe der Krankengeschichten hebe ich in Kürze die folgenden hervor:

Krankengeschichte No. 1. Herr S. ist vor 3 Wochen hier angelangt, hat eine fieberverdächtige Wohnung bezogen. Seine Milz von normalem Umfang. Ohne dass sich etwas vorher verrathen hätte, hat Pat. in der Nacht vom 6. zum 7. nicht gut geschlafen, auch einige Male erbrochen, und ersucht mich deshalb am Morgen des 7., ihm zu sagen, ob er das Fieber habe. Temp. 38,7 und ausgesprochene Milzvergrösserung bei Abwesenheit irgend welcher anderer lokaler Affektionen sichern ohne weiteres die Diagnose. Bei rein symptomatischer Behandlung, welche sich gegen Kopfschmerzen, Schlaflosigkeit etc. zu richten hatte, bewegte sich der Fall in mässig hohen Temperaturgrenzen (s. **Fig. 20**) und endigte erst am Morgen des 5. Tages in Krise, nach kurzem vorangegangenen Temperaturanstieg.

Krankengeschichte No. 2. Ebenfalls auf eine erste Erkrankung bezieht sich die **Fig. 26.** Herr Ew. ist seit 28 Tagen im Lande, klagt am 6. III. früh bei Temp. 37,6 über schlechten Schlaf, Mattigkeit, Nackenschmerz; im Laufe des zweiten Tages bei weiterem Temperaturanstieg auf 39,9 über Kopf-, Rückenschmerz und Gefühl von Unruhe. Nach 1,0 Chloralhydr. erfolgt am dritten Tage Pseudokrise auf 37,5 ohne das Gefühl subjektiver Erleichterung: nach 1,5 Chin. abermaliger Temperaturanstieg und dann definit. Temperaturabfall am vierten Tage unter dem Gefühl der Erleichterung, des Gesundseins. Eine Milzvergrösserung bestand nicht.

Krankengeschichte No. 3. Ein ebenso leicht verlaufender Fall entspricht der Kurve **Fig. 29.** Die mich selbst betreffende Krankengeschichte findet sich pag. 18 erwähnt.

Krankengeschichte No. 4 entspricht der Kurve **Fig. 21.** Ein Schiffskapitän H., welcher 4 Monate auf seinem im Hafen verankerten Schiffe von Fiebern frei geblieben ist, macht mit einigen befreundeten Herren eine Bootspartie nach einer benachbarten Flussmündung: sie übernachten daselbst im Boot und erkranken sämtlich einige Tage später am Fieber.

Die Erkrankung setzt ein mit Schüttelfrost und Erbrechen; am 2. Tage hat sich bereits lebhafter Schweiss eingestellt; doch fällt die Temp. dabei nur um ein geringes, um alsbald kontinuierlich anzusteigen. Eine Milzschwellung besteht nicht; dagegen Diarrhöen; sonst wird über Hüsteln, Kopf- und Kreuzschmerzen geklagt; die Haut fühlt sich meist feucht an; am 4. Tage erfolgt nach gutem Chloralschlaf (2,75) eine abermalige Pseudokrise; trotz rechtzeitig verabreichten Chin. (1,5) steigt die Temp. abermals an, um auf

3,0 Chloralhydr. diesmal nicht mit Abfall zu reagieren; weiterer und definitiver Temperaturabfall diesmal erst am 6. Tage. Es machen sich also hier Intermissionen im Tertiantypus bemerkbar.

Krankengeschichte No. 5. Die Kurve **Fig. 25** betrifft einen gracil gebauten, sonst gesunden Herrn Schl ......, in der Mitte der dreissiger Jahre; derselbe hat längere Zeit (Jahre) in trop. und subtrop. Gegenden gelebt, ohne jemals Malaria acquiriert zu haben; er befindet sich jetzt seit 8 Wochen auf der Station Finschhafen.

18. III. Nachdem sich Pat. bereits am Tage vorher unwohl gefühlt und wahrscheinlich auch gefiebert hat, klagt er jetzt über Kopfschmerz, Frösteln, Appetitmangel und Brechneigung. Milz palpabel (I°).[1]) Temp. früh 39,0. Abends 41.

19. III. früh 38,4 (desgl. mittags 38,4); es haben sich einige (drei) diarrh. Stühle eingestellt; erhält Glühwein, Bettwärme, 20 Tropf. Tinct. Opii. Abends 40,0. Zur Nacht wegen gänzlicher Schlaflosigkeit 1,5 Chloralhydr. (nicht ohne Bedenken) verabfolgt.

20. III. früh 37,0; dementsprechend aber keine Besserung im Allgemeinbefinden (hat auch nur 1 Stunde geschlafen); es fehlt Schweiss; die Brechneigung wiederum lebhafter; Würgen paroxysmenweise auftretend; dagegen Tinct. Opii 2 × 15 Tropf. und Thee als Getränk mit befriedigendem Erfolg angewandt. Wegen augenscheinlicher Pseudokrise wird vom Chin. Abstand genommen. Abends 40,4, nochmals Chloralhydr. 2,5.

21. III. früh 37,7 mit einem gewissen Gefühl von Erleichterung verknüpft; wenngleich der Schlaf ebenfalls unruhig gewesen sein soll; wiederum vermehrter Brechreiz. Mittags 37,4; erhält Chin. 2,0 in geteilter Dosis; wird gut behalten und am Abend bei Temp. 37,8 sehr lebhafte Chininwirkung geäussert; trotzdem am

22. III. früh 38,5 bei mässig feuchter Haut; ein Karbunkel auf der linken Hinterbacke wird bemerkt und incidiert (trockener Jodoform-Verb.); vollständiger Appetitmangel. Abends 39,7; geniesst etwas Taubenbrühe und 1 Glas Wein.

23. III. früh 39,4; Gefühl grosser Mattigkeit; Unfähigkeit, sich ohne Hülfe zu bewegen. Die Muskulatur allenthalben auf leisen Druck empfindlich und schmerzhaft; wiederum Klagen über Durchfall und vollständigen Appetitmangel; Puls niedrig; Glühwein, Taubenbrühe, Sago-Leguminosensuppe, Portwein mit Ei, um dem Kräfteverfall zu steuern. Abends 39,4; Haut feucht; wird als progn. günstiges Zeichen angesehn; wegen Fortbestehen des diarrh. Zustandes jetzt Kalomel 0,2 verabfolgt. Zur Nacht: status idem: doch nicht ganz freies Sensorium.

24. III. 4,30 a. m.: nachdem Pat. noch kurze Zeit vorher mit

---

[1]) Ueber Grössenbezeichnung der Milztumoren nach Graden s. weiter unten Cap. Milztumor!

dem Wärter in unauffälliger Weise gesprochen hat, exitus (um 6³/₄ Uhr bereits Todtenstarre). Als Todesursache ist wohl der zunehmende Kräfteverfall des an und für sich nicht sehr widerstandsfähigen Kranken anzusehen gewesen; die Magen- und Darmstörungen zeigten sich hier als eine recht ungünstige Komplikation des Fiebers: der Tod erfolgte so recht über Nacht.[1]

Krankengeschichte No. 6. Kurve **Fig. 15** bezieht sich auf die erste Malaria-Erkrankung eines seit 11 Tagen im Lande befindlichen Herrn v. M. Seine Klagen bestehen in Kopf- und Kreuzschmerzen und neuralgischen Attacken in den Beinen. Wegen fortdauernder Schlaflosigkeit, welche er schwer empfindet, wird ihm in den ersten Tagen viel Chloralhydr. gegeben, worauf am 4. Tage früh unter Schweiss Krise erfolgt. Von da ab „würgt" und „schluchzt" der Kranke fortwährend 4 Tage und 4 Nächte hindurch (bis 40 Mal in der Minute), mit nur sehr geringen stundenweisen Unterbrechungen: eine solche Unterbrechung tritt ein, als sich der Kranke anschickt, eine Morphiuminjektion zu erhalten; sodann nach 0,03 Morph. in geteilter Dosis, innerhalb ½ Stunde subcutan verabfolgt: einmal nach Erbrechen einer Chininlösung 1,25; einmal beim Herunterschlucken einer Chininlösung 1,25 („wie abgeschnitten"); dagegen nicht nach Tinct. Opii 30 Tropf.

Krankengeschichte No. 7. Die Fieberkurve **Fig. 33** entspricht einem sehr schweren Krankheitsfalle mit tötlichem Ausgang. Über die früheren Malaria-Erkrankungen des stets anämischen und nervös aufgeregten Kranken (No. 32 der Tab. A.) giebt No. 5 der jahresübersichtlichen Krankengeschichtsauszüge Aufschluss. In dem Symptomenbilde tritt jetzt hervor: ein sehr protrahiertes, bis zum 5. Tage anhaltendes Froststadium (nicht eigentlich Schüttelfrost, als vielmehr unaufhörliches Frösteln bei hohen Temperaturen 39,5—40,7), grosse nervöse Unruhe, geradezu Aufgeregtheit, Schlaflosigkeit; gegen letztere erweist sich Chloralhydr. ganz unwirksam. Chinin, anfangs häufiger verabreicht, bleibt ohne Einfluss auf den Temperaturengang: vom 7. Tage ab ist das Sensorium benommen; der delirierende Kranke befindet sich im Halbschlummer, knirscht mit den Zähnen, lässt Urin und diarrhöische sedes unter sich; die Sprache ist lallend und unverständlich (wie gelähmt); Blick starr; Mund offen; die Zunge borkig belegt mit eigentümlich spezifischem Geruch aus dem Munde; die Respiration oberflächlich. Die gewaltsam eingeflösste Nahrung

---

[1] Nach den Mittheilungen, welche mir Dr. Kortüm, deutscher Vicekonsul und Arzt in Cooktown (Queensland) machte, kamen auch ihm ganz überraschende unerwartete Todesfälle beim Malaria-Typhoid häufiger zur Beobachtung.

wird zumeist wieder erbrochen; am 12. Tage morgens sehr lebhafter Schweiss bei unverändert schlechtem Befinden; dann exitus bei Temp. 42,2.

Krankengeschichte No. 8. Kurve **Fig. 19** entspricht einem vergleichsweise langen, 20 tägigen Krankheitsverlauf; der Temperaturgang teilweise von kontinuierlichem, teilweise von remittierendem Charakter; der Kranke, Herr G. (No. 19 der Tab. A.) hatte schon des öfteren Fieberanfälle gehabt; er fühlt sich diesmal bereits seit einigen Tagen krank und unfähig, seiner Beschäftigung nachzugehn; liegt ziemlich apathisch im Bett, ohne bestimmte Klagen, ausser über Kopfschmerz, zu äussern.

Der stat. praes. ergiebt eine trockene, sich heiss anfühlende Haut, Temp. in der Achsel 40,7 und Milzvergrösserung; Puls voll, beschleunigt; desgl. die Resp. der Höhe der Temp. entsprechend; sonst nichts Auffallendes. Besonders fehlen Erscheinungen seitens des Darmes zunächst vollständig (auch Ileocoecal-Gegend auf Druck unempfindlich); desgleichen kein Exanthem.

Versuche, durch Chin., Excitantien und Schwitzbäder auf eine Krise hinzuwirken, bleiben resultatlos; die Temp. halten sich vielmehr auf konstanter Höhe zwischen 39 und 40; zeigen nur geringe Morgenremissionen; der Kranke ist meist soporös und deliriert; Puls beschleunigt 108—120, sonst schwankend rücksichtlich seiner Beschaffenheit; andrerseits hat Pat. wiederum klare Augenblicke, in welchen er mit Appetit die dargebotenen Speisen geniesst.

Vom 15. VI, ab werden kalte Vollbäder von 10 Minuten Dauer gegeben; in der Zeit zwischen 6 Uhr abends und 6 Uhr früh; dieselben heben das subj. Befinden des Kranken, bewirken ruhigeren Schlaf und führen tiefere Morgenremissionen herbei. Sonst symptomat. Vorgehn; in der Diät roburierend. Regime mit Analeptica; Kälteapplication auf den Kopf. Daneben wurde noch versuchsweise Chin. subcut. 0,2, 3 Mal an je 2 Tagen verabfolgt; ein Einfluss auf den Temperaturgang war nicht ersichtlich; ebenso wenig von Tinct. Eucalypt. 15 cbcm per die.

Vom 22.—27. XI. hält sich das Fieber auf vergleichsw. niedrigem Niveau und fällt am 28. XI. ganz ab. In dieser Zeit treten häufige diarrh. Entleerungen mit Tenesmus auf, gegen welche mit Kalomel, Opiaten, lokalen Borsäurespülungen und schliesslich mit kleinen Gaben Chin. 0,5 (wie es scheint letzteres mit sehr gutem Erfolg) vorgegangen wird.

Am 29. XI. normale Milzdämpfung. Die ganze Fieberbewegung vom 22. XI. ab dürfte jedenfalls durch die Anwesenheit eines Komplikationsprozesses (leichte Form der Dysenterie) zu erklären sein.

Kapitel VII.

Malaria biliosa haemoglobinurica.

Die charakteristischen Symptome der hier zu behandelnden
Form der Malaria sind akuter Icterus und Haemoglobinurie. Die
plötzliche, sehr intensive Gelbfärbung der Haut, sowie der
dunkelbraune, porterfarbene Urin sind es, welche zuerst die
Aufmerksamkeit von Kranken und Arzt erregen. Hertz (9) führt
als zwei von einander getrennte Krankheitsformen der Malaria auf:

1. das ikterische Wechselfieber, die intermittens perniciosa
   icterica,
2. das fièvre bilieuse hématurique bezw. melanurique der
   Franzosen, welch letzteres er den Gallenfiebern der Gold-
   küste anreiht.

Nach dem daselbst (9) geschilderten Symptomenbilde.
treten als Hauptunterscheidungsmerkmale dieser beiden Formen
hervor:

Bei der interm. icterica: Fieber intermittierend; Urin spärlich, reich an Gallenfarbstoffen.

Bei dem fièvre bilieuse hémat.: Fieber remittierend oder
kontinuierl.; Urin meist reichlich, bluthaltig.

Alles Übrige haben sie gemeinsam; so den besonders
heftigen Schüttelfrost, den Icterus, die sehr schweren Magen-
und Darmstörungen, die sehr auffallende Vergrösserung von
Leber und Milz, die Schwere des Symptomenbildes im Allgemeinen und die Prognose. Für das fièvre bilieuse hémat. wird
dann noch hervorgehoben die Neigung zu Blutungen aus Nase.
Magen, sowie unter die Haut (Ecchymosen).

Als ich den ersten mit akutem Icterus und den übrigen
Symptomen in Erscheinung tretenden Fall von Malaria sah, war
ich schwankend, unter welche der beiden erwähnten Kategorien

ich denselben einreihen sollte; nachdem ich mehrere solcher Fälle gesehen hatte, legte ich mir die Frage vor, ob nicht diese beiden Krankheitsformen als ganz identische zu betrachten seien.

Faymoreau (10) hebt in Bezug auf das Krankheitsbild der von ihm (1858) aufgestellten Form der interm. icterica hervor: „der Harn enthielt Biliverdin, ein wenig Eiweiss". Die Abwesenheit des Blutes oder Blutfarbstoffes wird in diesem Berichte (10) nicht besonders hervorgehoben; andererseits aber die Farbe des Urin als „tief-dunkelroth (malagafarben)" bezeichnet; auch wird Blasentenesmus als häufiges Begleitsymptom hervorgehoben.

Der Bericht schliesst mit einer Aufzählung derjenigen Symptome, welche dieses „icterische Wechselfieber" von dem „icto-haemorrhagischen" Fieber unterscheiden: 1. durch den Blasentenesmus, 2. durch den Sitz des Schmerzes in der Lebergegend, 3. durch die Abwesenheit von Blut oder Blutfarbstoff im Urin.

Die Form des (icto-haemorrhagischen) fièvre bilieuse hématurique wurde von Barthélemy-Benoit (11) aufgestellt. In dem darauf bezüglichen Bericht (11) wird hervorgehoben, dass durch die Publikation Barth. Benoit's der „bis dahin festgehaltene Irrthum" dass die dunkle Färbung des Harns durch einen Gehalt desselben an Gallenfarbstoffen bedingt sei, beseitigt wurde. Veillard (11), welcher ebenfalls Fälle dieser Form der Malaria mittheilt, giebt in Bezug auf das Verhalten des Urin an, derselbe werde innerhalb der ersten 24 Stunden reichlich gelassen, dann aber spärlicher entleert; wobei ein schwärzlicher Bodensatz auftrete und gelegentlich auch vollkommene Anurie zur Beobachtung gelange.

Es will mir scheinen, als ob zwischen den hier und dort geäusserten Ansichten eine Vermittelung wohl möglich wäre; zunächst ist im diff. diagn. Sinne kaum dem Umstande Werth beizulegen, ob sich das Fieber dieser Form der Malaria im intermittierenden, remittierendem oder einem andern Typus darstellt; in den 7 Fällen, die ich weiter unten ausführlicher mittheile, trat das Fieber im quotidianen, tertianen quartanen, als auch im kontinuirlichen Typus auf; in dieser Hinsicht könnte die Krankheit durchaus der Reihe der „atypischen Fieber" beigezählt werden. Ebenso wenig wird man den Blasentenesmus für etwas im diff. diagn. Sinne Charakteristisches ansehen können: bei jedem simplen Malaria-Fieber wird in dem Anfangsstadium lebhafter Urindrang empfunden; um wie viel mehr bei einer Form desselben, wo schon der lange anhaltende Schüttelfrost sehr gesteigerte Reizerscheinungen im weitesten Sinne erwarten lässt; auch würde hier die Anwesenheit von fremden Elementen im Urin, ob es nun Gallenbestandtheile oder Blut sein mögen, bei dem Zustandekommen des Tenesmus immerhin einen Anteil haben können. Ganz und garnichts ist daraus zu folgern, ob der Kranke seine Schmerzen in die Leber- oder in die Magengegend verlegt. Denn gewöhnlich ist nicht nur Milz und Leber sehr bedeutend geschwollen, sondern es besteht zudem noch eine akute Gastritis. Wer will da in dem gegebenen Falle sagen, wo der Schmerz herrührt?[1]

Es bliebe als einziges diff. diagn. Merkmal übrig das Verhalten des Urin. Wie steht es nun damit? Zunächst die Menge des gelassenen Urin: spärliche Mengen dürften nicht weiter auffallend sein, da im Schweissstadium der Körper stets viel Flüssigkeit durch die Haut abgiebt; andererseits speziell hier durch die Diarrhoen viel Flüssigkeit verloren geht. Als pathognostisch wären nur diejenigen spärlichen Absonderungen zu verwerthen, welche der Anurie nahe kommen oder die Anurie selbst. Die Anurie der biliösen Malaria kommt zu Stande durch eine Verstopfung der Harnwege innerhalb der Nieren; je nachdem diese Verstopfung eine vollkommene ist, oder nicht, oder je nachdem sich eine bestehende Verstopfung schneller wieder

---

[1] Auch den Hämorrhagien des fièvre bil. hémat. aus Nase, Mund etc., dem Auftreten von Petechien würde ich diff. diagn. keine besondere Bedeutung beilegen können. Denn ich habe solche bei Wechselfiebern ohne gleichzeitigen Icterus mehrfach beobachtet; andererseits begründet gerade auf dieses Symptom der Blutungen P. Werner seine hämorrhagische Form des Malariatyphoids, also wiederum eine andere Krankheitsform.

löst, oder allmählich oder überhaupt nicht, wird die jedesmalige Urinmenge verschieden gross ausfallen können. Es kann
sogar die Urinmenge gar nichts besonders Auffallendes darbieten
und doch vorübergehende Oligurie bezw. Anurie (latent) bestanden haben. Die von mir beobachteten Kranken waren in
überwiegender Anzahl anurisch; andere zeigten bei haemoglobin-
haltigem Urin nicht auffallende Urinmengen.

Bietet somit die Urinmenge keinen sichern diff. diagn.
Anhaltepunkt, wie steht es mit den sonstigen Eigenschaften des
Urin? Faymoreaus Urine sind „tief-dunkelroth" gewesen und
haben Eiweiss enthalten; das legt doch den Verdacht sehr nahe,
dass sie auch haemoglobinhaltig gewesen sind. Das Haemoglobin
bezw. auch Blut im Urin ist mit den Hilfsmitteln, wie dieselben
einem Kolonialarzt gewöhnlich zu Gebote stehen, durchaus nicht
ganz leicht nachzuweisen. Auch ich bin durchaus schwankend
gewesen, ob man es hier wirklich mit Blut zu thun habe,
und erst durch die Darstellung von Häminkrystallen zu der
Überzeugung gebracht, dass diese Urine thatsächlich bluthaltige
waren. Bei dem so hochgradigen Icterus universalis ist man
zuerst immer geneigt, auf Gallenfarbstoffe zu fahnden, welche ja
thatsächlich oft genug vorkommen mögen.[1]

So lange weitere Untersuchungen nicht das Gegenteil beweisen, möchte ich geneigt sein, die hier in Rede stehenden
Krankheitsbilder für ein und dieselbe Form zu halten und deshalb vorschlagen, die febris intermittens perniciosa icterica ganz
zu streichen und als besondere Krankheitsform nur die Malaria
biliosa haemoglobinurica fortbestehen zu lassen.

Die von mir untersuchten *Urine* zeigten die folgende Beschaffenheit:

I. Äussere Merkmale: Kaffeewasser- oder porterfarben,
undurchsichtig, stark schäumend mit braunbierartigem Schaum;

---

[1] Ich habe Gallenfarbstoffe nach den verschiedensten Methoden
in diesen Urinen nicht nachweisen können, bekenne mich aber zu
dem Fehler, die Urine vor den Gallenfarbstoff-Proben nicht enteiweisst
zu haben.

gegen das Licht gesehen: dunkel-röthlichbraun. Geruch stark ammoniakalisch. Auf dem Boden sedimentärer körniger Detritus oder gar kein Sediment.

II. Specif. Gewicht 1011—1021.

III. Mikroskopisch:

1. Amorphe, bräunlich-rothe Massen, welche sich aus massenhaften, verschieden grossen, undeutlich contourirten rundlichen Körperchen von der gelblichen Farbe der rothen Blutscheiben zusammensetzen — nicht wohl erhaltene rothe Blutkörperchen.

2. Detritus unbestimmter Natur.

3. Vereinzelte Haemoglobinschollen und dunkelbraune Haematoidinkrystalle.

IV. Chemische Reaktion:

1. Gekocht, bildet sich ein krümeliger, schmutzig erdartiger Niederschlag, welcher mit dem Schaum in die Höhe steigt und daselbst (an der Oberfläche) haftet, während die Flüssigkeit sich merklich aufhellt, eine mehr oder weniger durchsichtige helle Farbe annimmt. Dabei bildet sich ein charakteristischer leimartiger Geruch.

2. Mit Essigsäure gekocht, giebt die Flüssigkeit sehr reichlichen, schmutzigbraunen, grossflockigen bis klumpigen Niederschlag, während die Flüssigkeit darüber sich aufhellt, durchsichtig wird.

3. Im Esbachschen Albuminimeter wird 0,11—0,15—0,225 bis 0,75 % Eiweis angezeigt.

4. Rauchende Salpetersäure lässt die Gallenfarbstoff-Reaktion nicht zu Stande kommen; der Tropfen erzeugt auf der Oberfläche sofort einen kleinflockigen braunen Niederschlag (nicht enteiweisst!)

5. Beim Schütteln mit Kalilauge hellt sich die Flüssigkeit auf, wird lackbraun bis mahagonifarben, mit deutlichem Stich ins Olivengrüne; gekocht: scheiden sich kaum

merkliche Flöckchen ab, während die Flüssigkeit granat-
bis himbeersyruproth wird.

6. Nach Zusatz von **Magn. sulf.** und **Ammon. chlorat.**,
mit Kalilauge gekocht, bildet sich reichlicher granat-
rother Niederschlag, aus welchem getrocknet. (mit Eis-
essig und Kochsalz) Häminkrystalle, dargestellt werden
können.

7. Mit **Chloroform** geschüttelt, wird viel rosafarbener
Schaum und ein flockiger, rosafarbener bis schön
ziegelrother Niederschlag abgesetzt, welcher teils im
Schaum haftet, teils sich zu Boden senkt, während die
Flüssigkeit sich nur zum Teil aufhellt.[1])

Ausser dem Urin kommen für die *Diagnose* die folgenden
Gesichtspunkte in Betracht:

1. Ein mit **heftigem Schüttelfrost** einsetzendes, im
übrigen verschieden lange andauerndes Fieber, welchem typische Intermittenten gewöhnlich in grösserer Zahl, längere Zeit
hindurch, voraufgegangen sind.

2. Beträchtliche **Milz-**, gewöhnlich auch nachweisbare
Leberschwellung (wenigstens vermehrtes Resistenzgefühl:
Palpation des untern Leberrandes) mit schmerzhaftem Druck-
gefühl in der Magengrube.

3. Akut einsetzender icterus universalis.

4. Ein gewisses Missverhältnis zwischen Körpertemperatur
und Puls, so dass ein hoher Puls (100) noch fortbesteht zu einer
Zeit, wo die Temperatur bereits normal geworden ist (37,0).[2])

---

[1]) Alle Proben auf Jndican fielen einmal negativ aus; desgleichen
die Eisenprobe: Salpetersäure und Ferrocyankal; desgleichen die
Pettenkof. Probe auf Gallensäure.

[2]) Bekanntlich setzt die Anwesenheit von Gallenbestandteilen im
Blut die Körpertemperatur herunter; man hätte bei den niedrigen
Temperaturen dieser Form des Malaria-Fiebers also nicht mit normalen
Temperaturen als vielmehr mit **depressionirten Fiebertemperaturen**
zu rechnen; andererseits kommen trotz Icterus sehr hohe Körper-
temperaturen zu Stande, cf. in dieser Hinsicht Fall Ge . . ., Krankengeschichte No. 9.

5. Mehr oder weniger heftige Magendarm-Störungen, welche häufig von Singultus begleitet werden.

6. Grosse nervöse Unruhe des Kranken. Oppressionsgefühl auf der Brust.

Die Malaria bil. haemoglobin. ist stets eine ernste, das Leben des Kranken im hohen Maſse gefährdende Krankheit; von 7 Personen, welche ich daran zu behandeln hatte, starben 3, also 42%. Die Krankheit ist der Ausdruck einer schweren Allgemeininfektion des Körpers mit dem Malariavirus; die Personen, welche von ihr befallen wurden, hatten ausnahmslos eine grosse Reihe typischer Malaria-Fieber hinter sich; mehrere von ihnen hatten ungenügend Chinin gebraucht.[1])

Therapeutisch scheint mir hier recht das Chinin am Platze zu sein: die dem Krankheitsprozesse zu Grunde liegenden Vorgänge der Blutdissolution werden durch das Chinin wahrscheinlich sehr günstig beeinflusst. Die Verabfolgung des Medikaments im Klysma mit ca. 100—200 Mucil. gumm. arab. (nicht mehr! wegen des dann schwerer zu überwindenden Stuhldranges) erwies sich mir öfters sehr zweckmässig.

Der Tod mag in den Fällen grosser Urinstockung von einer urämischen Intoxication (coma urämicum) abhängig gemacht werden; andererseits dehnte sich der Zustand vollständiger Anurie über mehrere Tage aus (cf. Fall Thom..., Krankengeschichte No. 14), ohne dass urämische Erscheinungen eingetreten wären. Auch die Annahme, dass in derselben Weise, wie Nieren und Leber schwere Störungen erleiden, so auch das Hirn der Sitz ausgedehnter Cirkulationsstörungen werden könne, welche den Tod herbeiführen, ist jedenfalls zulässig und diskussionsfähig.

---

[1]) Auch andere Beobachter, so neuerdings Martin (32), stimmen mit mir darin überein, dass die perniciösen Formen der Malaria vorzugsweise bei schwächlichen, herabgekommenen und bereits an Malaria-Anämie leidenden Personen auftreten.

Krankengeschichte No. 9. Herr Ge .... (No. 36 der Tab. A.)
hat mehrfach an intermittierenden Fiebern und Malaria-Neuralgien
gelitten, ohne diesen Zuständen die gebührende Beachtung zu
schenken; er hat sich sodann zuletzt vom 28. II.—8. III. krank herum-
geschleppt.

Am 8. III. früh wird Pat. im bewusstlosen Zustande auf
dem Fussboden liegend angetroffen mit feuchter ikterischer Haut,
Temp. 38,6; Milztumor; normal. unterer Lebergrenze.

9. III. Pat. befindet sich relativ wohl, lehnt die angebotene
ärztliche Behandlung jedoch ab, weil er vermeint, von dem früher
genommenen Chin. seine Krankheit herleiten zu sollen.

10. III. erneuter Anfall von Bewusstlosigkeit, mit Abgängen
von Urin und Sedes; ikterischer feuchter Haut; Temp. 41,6; stürmischer,
unregelmüssiger Herzaktion; beschleunigter, röchelnder Athmung; ver-
engten starren Pupillen; Fehlen des Corneal-Reflexes. Weder Hautreize noch lauwarme Bäder und per Schlundsonde eingeführte
Excitantien vermögen den komatösen Zustand im geringsten zu beeinflussen. Am Nachm. bei Temp. 42,6 erfolgt der Tod im Opistotonus,
mit Abgängen von Sedes und dunkelbraunem spärlichen Urin[1]

---

[1] Bemerkenswert war mir in diesem Falle das postmortale An-
dauern der gesteigerten Körpertemperatur und das ungleiche
Verhalten in dieser Beziehung auf den beiden Körperhälften. Der Umstand, dass sich die rechte Körperhälfte am Rumpfe wärmer anfühlte als
die entsprechende linke, veranlasste mich, die Temp. beider Achselhöhlen
gleichzeitig zu nehmen. Zu diesem Zwecke wurden zwei gleiche, träge
Quecksilberthermometer mit grosser Quecksilberkugel gewählt, deren
Zuverlässigkeit durch Dr. C. Schrader, früherem Observator der
Hamburger Sternwarte (dann Leiter der wissenschaftl. Expedition)
kurz vorher festgestellt worden war. Es zeigte sich dabei die be-
merkenswerte Thatsache, dass die Temp. in der rechten Achselhöhle
diejenige in der linken
8 Min. post exit. um 0,8°,
13 ,,   ,,   ,,   ,, 0,7° überwog, dass sodann beide Thermometer
bei ihrem
18 ,,   ,,   ,, erreichten Maximum (links 41,0, rechts 41,4) um
0,4° differierten und während des langsamen Abfallens der Queck-
silbersäule diejenige des linksseitigen Thermometers schneller abfiel,
als diejenige des rechtsseitigen, so dass also zur Zeit des Eintrittes des
Todes nicht nur in der rechten Achsel die höhere Temp.
vorhanden war, sondern auch Verhältnisse vorlagen, welche einem
schnelleren Abfalle der Temp. auf der rechten Körperhälfte hinderlich
waren. Die Ablesungen gestalteten sich wie folgt:

Krankengeschichte No. 10 betrifft einen Malayen, welcher mehrfach an Malaria gelitten hat und sehr zu Milzschwellungen disponierte.

20. VI. früh wird derselbe krank gemeldet, nachdem er noch Tags zuvor in Arbeit gewesen war. Ich treffe denselben alsbald in tief komatösem Zustande, bewusst- und vollkommen reaktionslos; die Konjunktiven schwach ikterisch; Hautikterus anscheinend nicht vorhanden (doch bei Malayen schwierig zu konstatieren!); Pupillen erweitert und starr; Fehlen des Corneal-Reflexes; Schaum vor dem Munde; Kiefer fest geschlossen; Körpertemperatur dem Gefühl nach herabgesetzt; Puls kaum fühlbar; ein deutlich palpabler Milztumor nach unten bis zum Nabelniveau, medianwärts bis zur Medianlinie heranreichend.

Nach kurzem vergeblichen therapeut. Bemühen (Chinin-Weinklysma, Frottieren etc.) erfolgt der Tod im Starrkrampf mit Abgängen von sedes und wenig Urin. Derselbe war von porterfarbener, undurchsichtiger Beschaffenheit.

Krankengeschichte No. 11. Bosch.., ein jugendlicher, kräftiger Europäer (Heilgehülfe), welcher trotz energischen Chiningebrauchs häufige Malaria-Fieber durchmachte.

27. III. mittags *Paroxysm.* Abends während des Temperaturabfalles 1,0 Chin.

28. III. früh, bei normalem Befinden wiederum 1,25 Chin.; trotzdem mittags *Paroxysm.*, mit sehr heftigem Schüttelfrost einsetzend und

4,18 exitus

	links	rechts			links	rechts
4,22	38,8	39,1	Zeit der	4,37	41,0	41,4
4,24	39,3	40,1	Anwärmung	4,50	40,9	41,3
4,29	40,4	41,1	der	5,10	40,8	41,2
4,34	41,0	41,4	Thermometer	5,23	40,6	41,2
					40,5	41,0.

Das schnellere Ansteigen und das langsamere Abfallen des rechtsseitigen Thermometers sprachen also für das Vorhandensein einer höheren Wärmequelle auf der rechten Körperhälfte; als solche könnte doch nur die Leber in Betracht kommen; die Leber als ein an der Wärmeproduktion hervorragend beteiligtes Organ hat z. Z. des Eintrittes des Todes nicht nur den höchsten Wärmestand des Körpers repräsentiert, sondern als massiges Organ seine Wärme auch langsamer nach aussen abgegeben. Die von der Leber ausstrahlende erhöhte Wärme konnte nicht zum Ausdruck gelangen während des Lebens, da der kreisende Blutstrom den Ausgleich übernahm, wohl aber nach Stillstand der Blutzirkulation.

Da mir derartige Temperaturmessungen post mortem nicht bekannt sind, so glaubte ich darüber hier kurz referieren zu sollen.

sich in 2 Stunden (11½—1½ Uhr) schnell abspielend; unmittelbar
darauf wird bemerkt Hämoglobinurie; Milz 2½ Finger breit unter Rippenrand. 1,0 Chin. Um 5 Uhr abermals 1,5 Chin.; nichtsdestoweniger
abends *Paroxysm.*, ebenfalls mit sehr heftigem Schüttelfrost, und wiederum
sich in ein paar Stunden (7—11 Uhr) abspielend.

29. III. norm. Temp. und Befinden. Urin 700 cbcm; wird unter
Schmerzen zu Beginn des Urinierens gelassen. Milz über Nacht sehr
wesentlich vergrössert, steht 2 Fingerbr. oberhalb des Nabelniveaus;
2,0 Chin. in 4 Dosen.

Es macht sich jetzt auch ganz geringer Icterus bemerkbar:
untere Lebergrenze ist palpabel, steht in der Medianlinie, in der Mitte
zwischen proc. xyphoid. und Nabel; in der rechten Parasternallinie:
2 Fingerbr. unter dem Rippensaum; dann nach der Axillarlinie zu
der Rippensaum.

Weitere *Paroxysm.* bleiben aus: der Urin hellt sich in 2 Tagen
vollständig auf; Pat. sieht sehr anämisch aus und behält einen den
Rippensaum um 2 Fingerbr. überragenden Milztumor zurück, gegen
welchen tägl. Chiningaben von 1,0 in Anwendung gezogen werden.

Krankengeschichte No. 12. Bl..., jugendlicher Europäer,
seit 2 Tagen krank, hat in der letzten Zeit mehrfache Fieberanfälle
gehabt, ohne denselben die erforderliche Beachtung zu schenken.

6. II. Status: Temp 39,3; Puls 104; hart. Der Kranke mit
icterisch. conjunct. bulbi, mattem Hauticterus, ist auffallend unruhig,
wirft sich hin und her; es besteht Brechneigung und Appetitlosigkeit.
Untere Lebergrenze von vermehrter Resistenz; etwa um 1 Fingerbr.
nach unten verschoben. Milz, in Rückenlage, 2 Fingerbr. unter dem
Rippensaum, hart. Urin von bierbrauner Farbe, stark schäumend,
stark eiweisshaltig; desgleichen Hämoglobinreaktion.

Ord. 1,0 Chin. per Klysma. Abends 39,5; nochmals Klysma:
1,0 Chin. + 1,5 Chloralhydr.

7. II. Temp. 37,6; Puls 88. Gefühl grosser Mattigkeit, trotz sehr
nervöser Unruhe (hat nach dem Chloralhydr. nur vorübergehend geschlafen).

Ord. 1,5 Chin. bisulf. + 2 Chloralhydr. in 200 mucilg. gumm.
arab. im Klysma; schläft bereits nach 5 Minuten; Schlaf hält aber nur
¾ Stunden an. Mittags 37,3; Puls 82. Abends 37,8; Puls 100, hart;
ist etwas ruhiger geworden; auch Brechneigung sistirt; Haut mit
Schweiss bedeckt. Ord. 1,0 Chin. bisulf. + 2 Chloralhydr. im Klysma.

8. II. Temp. 37,1 bei sehr gehobenem Allgemeinbefinden, trotzdem ebenfalls nur wenige Stunden geschlafen war. Icterus im Abnehmen; hauptsächlichste Klage: Druck in der Magengegend.

Mittags 38,4 }
Abends 38,2 } Puls 96; Urin hellt sich auf.

9. II. früh   37,3 ⎫
Mittags 38,2 ⎬ Puls 96.
Abends 38,3 ⎭

10. II. früh 36,9 (erst jetzt definitive Krise!) nach gutem Schlaf; Urin von fast normaler Beschaffenheit; Appetit; 1,25 Chin. bisulf. Abends 37,5.

Krankengeschichte No. 13. Dr. Schn.... hat mehrfach von Fiebern zu leiden gehabt.

25 XI. Nachmittags *Paroxysm.* mit mässiger Milzschwellung.

26. XI. Unter reichlichem Schweiss nur unvollkommener Temperaturabfall; Brechneigung; profuse Diarrhöen; .1,0 Chin.

27. XI. normale Temp.; 1,25 Chin.; trotz lebhafter Chininwirkung am Abend neuer *Paroxysm.* Pat. will „blutigen" Urin gelassen haben, ist auffallend unruhig und exaltiert.

28. XI. früh 37,5; Icterus univers; bedeutender Milztumor: 2 Fingerbr. unter Rippensaum, der Fingerkuppe schwer aufliegend; medw. bis zur Mamillarlinie (in Seitenlage). Leber weder vergrössert noch druckempfindlich. Urinentleerung schmerzhaft; Urin porterfarben, undurchsichtig, schäumend mit den charakterist. Reaktionen. Ord. 1,5 Chin.

29. XI. u. ff. normale Temp.: Urin noch auffallend dunkel; doch garnicht zu vergleichen mit der ursprünglichen Färbung. Pat. sehr schwach, anämisch, wachsfarben. Ord.: tägl. 1,0 Chin. und Eisen, 8 Tage hindurch.

Krankengeschichte No. 14. Missn. Th.... betrifft einen kräftigen, im vollen Mannesalter stehenden Herrn, welcher seit 18 Jahren ununterbrochen in den Tropen (Nyas) lebte; er hat in den letzten Monaten an häufigeren, aber leichten *Fieberanf.* zu leiden gehabt.

20. X. früh hat Pat. die Vorempfindung von dem Herannahen eines *Fieberanf.*; und nimmt, um vorzubeugen, 1,25 Chin.; trotzdem setzt am Nachm. ein *Paroxysm.* ein, welcher bis zum Abend vollständig abläuft.

21. X. früh bei norm. Temp. wiederum 1,25 Chin.; trotz ausgesprochener Chininwirkung erneuert sich mittags der Anfall mit grosser Heftigkeit, stürmischem Erbrechen, heftigen Diarrhöen und „blutigem Urin". Glühwein sofort erbrochen; darauf 0,3 Chin. behalten; warm zugedeckt.

22. X. früh 38,2, nach sehr unruhiger Nacht. Pat. klagt, dass er beim Einschlummern stets „Wadenkrämpfe" bekomme; ausgesprochener icterus universal.; der spärlich gelassene Nachturin ist kaffeebraun, undurchsichtig, mit körnigen Niederschlägen; zeigt charakt. Reaktionen auf Eiweiss und Hämoglobin; ord.: 1,0 Chin. Carbolpill. à 0,05; leichte Diät. Rotwein, Selterswasser. **Mittags 38,0,**

Puls 96. Pat. sehr unruhig, hat (trotz des Ikterus) einen auffallend kaffee-
farbenen, mit Schaum durchsetzten Stuhl, von weich-klebriger Konsistenz.
Abends 38,5. Tag über hat Brechneigung, Würgen und Stuhldrang sistirt.

23. X. früh 38,1. Pat. klagt über beengendes Oppressionsgefühl
auf der Brust, welches es ihm unmöglich macht, auf der rechten Seite
zu liegen. Die Lebergegend auf Druck sehr empfindlich; die untere
Lebergrenze in der Mamillarlinie 4 Fingerbr. unterh. des Rippensaums,
in der Medianlinie 2 Fingerbr. oberhalb des Nabels percutor. und
palpat. nachweisbar. Bei leisem Druck auf das Abdom. werden re-
flektorische Würgebewegungen ausgelöst; es werden dabei gallige
Massen heraufgewürgt. Milz desgl. ausgesprochen vergrössert und in
der Mamillarlinie 4 Fingerbr. unterh. des Rippensaums palpabel. Ord.:
Leber- und Milzkühlung. Karbolpillen. Mittags 37,2, Puls 92! kräftig.
Respiration 16. unregelmässig und seufzend. Abends bei derselben
Temp. und Puls: kein Urin; zur Nacht quälender Singultus. Ord.:
1,0 Chin; Karbolpillen; Kühlung.

24. X. 37,2; Puls 92! weder Urin noch Urindrang. Diarrhöe
hat nachgelassen; Würgen besteht fort, ohne dass es zu eigentlichem
Erbrechen kommt; Leberempfindlichkeit wesentlich eingeschränkt.
Das Allgemeinbefinden eher gehoben. Ord.: 1,0 Chin.; Karbolpillen;
Kühlung; leichte Diät. Am Abend: warmes Vollbad; Anurie besteht
fort. Abends 37,2, Puls 92.

25. X. früh 36,9. Puls 92! nach verhältnismässig guter Nacht.
Singultus sistiert; Icterus im Abnehmen; es stellt sich Appetit ein;
doch kein Urin und leere Blase. Ord.: 1,0 Chin. 3mal per Tag.
Abends 37,1. Status idem.

26. X. früh 37,1, Puls 88. Das Allgemeinbefinden nicht besorgnis-
erregend; doch kein Urin, auch nicht nach warmem Sitzbad. Ord.:
1,0 Chin. Gegen Abend Sitzbad, wobei der erste Urin eintritt,
weder besonders reichlich noch konzentrirt.

27. X. früh 37,4, Puls 92! hat wegen lästigen Hautjuckens nicht
schlafen können. Urin von normalem Aussehen; Leber von normalen
Grenzen; Milz wesentlich eingeschränkt: in Rückenlage: obere
Grenze in der mittleren Axillarlinie VII Interc. Raum; untere Grenze
Rippensaum; med. Grenze 1 Fingerbr. von der Mamill. nach aussen
entfernt; in der Seitenlage: untere Grenze 1½ Fingerbr. unter
dem Rippensaum palpabel: med. Grenze: (Milzspitze) über die Mamillarlinie hinausgerückt.

Da sich eine Schiffsgelegenheit findet, schifft Pat. sich zum Zwecke
des Klimawechsels ein. Pat. fühlt sich sehr schwach und anämisch;
nimmt in Australien Hospitalaufenthalt, und hat noch längere Zeit
von paroxysmenweise auftretendem Hautjucken zu leiden gehabt.

Krankengeschichte No. 15. N... (No. 31 der Tab. A) jugend-
lich kräftiger 30jähriger Mann; hat viel von Fiebern zu leiden gehabt

und anfangs fleissig Chinin gebraucht; dann, da kein durchschlagender Erfolg ersichtlich war, der Chininkuren überdrüssig; Pat. wurde nun ebenfalls nicht häufiger als vorher von Fiebern befallen und glaubte nun erst recht das Chinin verachten zu sollen.

25. IV. *Fieberparoxysm.*

26. IV. Neuer *Paroxysm.*, der sich mit aussergewöhnlich heftigem Schüttelfrost einleitet. Pat. wird beunruhigt durch plötzlich auftretenden Icter. universal. und dunklen „blutigen" Urin.

Status: Der Kranke macht einen schwer leidenden Eindruck, atmet erschwert, zeigt lebhafte Brechneigung. Die Haut von ausgesprochen citrongelbem Kolorit mit Stich in's Olivenfarbige, zugleich feucht. Temp. 41,1. Puls frequent, kräftig. Pat. klagt über Schmerzen in der Magengrube. Diese, sowie das rechte Hypochondr. auf leisesten Druck empfindlich; eine Vergrösserung der untern Lebergrenze percutor. nicht nachweisbar. Dagegen besteht ausgesprochene Milzschwellung. Urin porterfarben, undurchsichtig, stark schäumend. mit reichlichen körnigen Sedimenten, ca. 250 ccm, eiweiss- und hämoglobinhaltig. Ord.: Leiter'scher Leberkühler. Chinin; das letztere erbrochen.

27. IV. Nacht ohne Schlaf; fortwährender Singultus. Temp. 38,0; gänzlicher Appetitmangel. Chinin, wiederum erbrochen, wird jetzt als Klysma (mit Opiumzusatz) gegeben, aber ebenfalls kaum 2 Min. zurückgehalten. Mittags 37,4. Puls 100! auffallend voll. 0,2 Chin. subcutan. Abend 37,0, Puls 96! hart; Leberschwellung hat zugenommen, ist jetzt auch perkutorisch nachzuweisen; überragt in der Axillarlinie 2, in der Mamillarlinie 3 Fingerbr. den Rippensaum. Empfindlichkeit auf Druck besteht fort. Es wird über sich anfallsweise wiederholende Atemnot geklagt. Da bisher kein Urin gelassen, wird Sitzbad ordiniert; ohne Erfolg.

28. IV. In der Nacht wiederum kein Schlaf; Status unverändert. Brechneigung besteht fort. Temp. 36, Puls 100! Sensorium vollständig frei. Da kein Urindrang besteht, wird trotz perkutorisch leerer Blase katheterisiert und 100 ccm derselben dunkelfarbigen stark ammoniakalisch riechenden Flüssigkeit entleert. 1,5 Chin. im Klysma wird behalten. Warmes Vollbad. Fortgesetzte Leberkühlung.

Mittags 37   }
Abends 37,3 } Puls 100!

Mittags und nochmals zur Nacht je 1,5 Chin. im Klysma; es besteht sehr lebhafte Chininwirkung. Das quälendste Symptom ist der jetzt periodisch auftretende Singultus und fortwährendes Erbrechen; beides steht in einer gewissen Wechselwirkung, indem der Singultus nach heftigem Brechakt für eine Weile sistiert. Pat. verlangt fortwährend nach Wasser, erbricht dasselbe aber stets, ebenso wie Wein und

Champagner (Eis nicht zur Stelle!), 0,01 Morph. subcutan in die Magengegend ohne Einfluss.

29. VI. Wiederum schlaflose Nacht. Temp. 36,9, Puls 92.
Sensorium frei; dagegen geschwächter Allgemeineindruck. Brech-
neigung und Singultus wie vordem; noch immer Anurie; bei der
Katheterisat. kaum 10 ccm Urin entleert. Warmes Vollbad (zum Anregen
der Transpirat., um Urämie vorzubeugen); desgleichen zweimal 0,01
Morph. subcut., wonach Singultus sistiert, Würgen fortbesteht;
ebenso Calomel 0,4, um ableitend zu wirken; sonst Klysmat. nutrientia.
Mittags 37,7; nachmittags 39,2, bei noch ausgesprochener Chininwirkung, ohne Schüttelfrost. Singultus ist wiedergekehrt.
Klysma von 2,0 Chin. muriat. Abends 39,2. Die Druckempfindlichkeit
des Abdom. wesentlich eingeschränkt; ebenso eine Abnahme der Leberschwellung zu konstatieren. In einem warmen Vollbad fühlt sich Pat.
sehr wohl; das beunruhigendste Symptom ist das Fortbestehen der
Anurie. Doch scheint die Prognose im ganzen zu steigen.

30. IV. früh 3 Uhr ist plötzlicher exitus erfolgt. Nachdem
sich der Kranke ganz ruhig verhalten hatte, fand ihn seine Frau
plötzlich in schwerer Atemnot und unfähig, irgend etwas zu äussern;
ehe ich dazu gerufen werden konnte, war der exitus eingetreten.

Der Fall gab Gelegenheit zur Autopsie, welche sich freilich
teils aus äusseren Gründen, teils wegen eigenen Unwohlseins (Fieberattacke) auf das Notdürftigste beschränken musste[1]).

Situs viscerum: Die Spitze der Milz steht in der Mamillarlinie
unterh. des Rippensaums; untere Lebergrenze: 2 Fingerbr. unterh. des
Rippensaums in Mamillarlinie und Axillarlinie.

Milz: 21, 14, 6 ccm, olivengrün, mit gespannter Kapsel; die
Schnittfläche zeigt braun lilafarbenes schwammiges Gewebe mit Ein-
lagerung sagokernartiger grauer Protuberanzen.

Linke Niere von normaler Grösse, sehr harter Konsistenz;
Kapsel leicht abziehbar; Oberfläche gleichmässig spiegelnd mit Muskat-
nusszeichnung; auf dem Durchschnitt die Pyramiden sehr deutlich
markiert und mit reichlicher Gefässinjektion. Im Hilus massenhafte
dunkle körnige Konkremente.

Leber besonders im rechten Lappen vergrössert 33, 21, 11,5 cm.
Die Schnittfläche von aloefarbenem Kolorit, schwammiger Konsistenz.
Die Zeichnung der acini sehr ausgesprochen; sie erscheinen wie in
einem bläulichen Maschennetz. Bei Einschnitten stösst man auf einige
kleine circumscripte Blutextravasate.

---

[1]) Stückchen Milz, Leber, Niere wurden, in Spiritus konserviert,
Herrn Geheimrat E. Neumann übergeben, welcher den Befund der
Hämoglobinurie bestätigte und das Leberpräparat in Virchows
Archiv 116. Band 1889 beschrieben hat.

Kapitel VIII.

Malaria comatosa.

Das Malariacoma (Synon.: Malaria collaps., Intermittens apoplectica s. comatosa) stellt die allerungünstigste Form der Malaria-Erkrankung dar und ist im wahren Sinne des Wortes eine perniziöse Erkrankung. Von den 7 Fällen, welche ich gesehen habe, und über welche ich kurz referieren werde, kamen 6 ad exitum.

Das Wesentlichste bei dieser Krankheitsform ist ein mehr oder weniger akut einsetzender Collapszustand, welcher weder abhängig zu machen ist von der Höhe der Körpertemperatur, noch von dem Kräfteverfall des Kranken, noch von Komplikationserscheinungen, wie Anurie, profuse Diarrhöen, Pneumonie etc.; sondern vielmehr aufgefasst werden muss als·der Ausdruck der Beeinflussung gewisser Hirncentren durch die Malarianoxe selbst oder doch als eine vorwiegende Äusserung derselben am Centralorgan.

Krankengeschichte No. 16. Die Erkrankung betrifft einen Steuermann, welcher sich mit mehreren Begleitern dem Anscheine nach beim Übernachten an einer Flussmündung inficirt hatte. Nach zwei von einander durch normale Temp. abgegrenzte *Paroxysm.* am 23. und 24. VII. setzt am 25. VII. ein neuer *Paroxysm.* ein, welcher Tags darauf nicht abfällt, vielmehr sich am 27. VII. zu einem höchst bedenklichen Coma steigert. Die mässig hohen Temp. (38,5) werden durch ein kaltes Bad und Chininklysmata, wie es scheint, in die Höhe gebracht, wonach am folgenden Tage Krise mit Rückkehr des Bewusstseins zu Stande kommt.

Krankengeschichte No. 17 betrifft einen schwächlichen Malayen, welcher bereits öfter von typischen Intermittenten betroffen war. Am 18. X. präsentiert der Kranke sich mir in mässig fieberhaftem Zustande, ein wenig icterisch und mit zwar ausgesprochener, aber nicht auffallend grosser Milzschwellung (I°); ord. 1,0 Chin. und Analeptica. Noch an demselben Abend werde ich sodann zu dem Kranken hingerufen und finde denselben in einem Anfalle von Tobsucht: völlig bewusst- und reaktionslos. Der mit starren Pupillen und fast pulslos daliegende, die Haut mit reichlichem Schweiss bedeckte Kranke, gerät in periodische Exaltationszustände, schreit auf, schlägt mit Armen und Beinen um sich, rollt sich auf der Erde umher und kann nur mit Mühe festgehalten werden. Frottierungen und Übergiessungen mit kaltem Wasser vermögen den Kranken nicht zum Bewusstsein zurückzubringen. Der exitus tritt nach wenigen Stunden ein.

Krankengeschichte No. 18 betrifft ebenfalls einen Malayen, über dessen Krankheitsverlauf mir die folgenden Daten zugingen.

29/30. IX. *Fieberparoxysm.;* 30. IX. früh noch 39,3.

1. X. bei normal. Temp. 1,25 Chin.

2. X. „   „   „   1,25   „

5. X. abends heftiger *Fieberparoxysm.* Chloralhydr.

6. X. früh 38,2. Milzschmerz. Abends 37,8.

7. X. normal. Temp.

8. X. morgens 38,7. Abends 39,2.

9. X. morgens 38,2. Athmet röchelnd; erhält Excitantien. Mittags exitus.

Krankengeschichte No. 19. 2 jähriges Kind, kräftig und bis dahin gesund, noch nicht entwöhnt, leidet angeblich an „Zahnkrämpfen"; ist am Abend vorher erkrankt.

2. II. vormittags ist dasselbe bleich, ein wenig cyanotisch im Gesicht: gänzlich bewusstlos; Kieferstarre; Zähneknirschen; klonische Zuckungen im Bereich der Oberextremität und des Kopfes; Athmung höchst unregelmässig, röchelnd; mit mehreren über Sekunden sich erstreckenden Athmungsstillständen. Pupillen weit; Cornealreflex matt: Milzschwellung nicht nachzuweisen. Starke Schweissabsonderung. Temp. 39,2. Ord.: Warmes Vollbad; kalte Umschläge auf den Kopf. Senfteig auf die Brust (die Athmung wird sichtlich erleichtert). Mittags Temp. 39,4; gerötete Wangen; starker Schweiss; sehr beschleunigter, aber gehobener Puls. Nachmittags 2 Uhr: Respirat. wiederum erschwert; oberflächlich, matt; stockt von Zeit zu Zeit und führt ganz unmerklich in den exitus über.

Krankengeschichte No. 20 betrifft einen ca. 45 jährigen kräftigen Mann, welcher seit 30 Jahren in Australien in bester Gesundheit gelebt hatte. Wenige Wochen nach seiner Ankunft in Finschhafen sah ich ihn, nachdem er einer ganzen Anzahl voraufgegangener Fiebererkrankungen wenig Beachtung geschenkt hatte, am 12. Februar abends in vollständigem Coma, nur mit Erhaltung des Cornealreflexes, schwer athmend und wie in Schweiss gebadet. Die Haut hatte normales Aussehen; es bestand zweifelhafte Vergrösserung der unteren Lebergrenze mit anscheinender Druckempfindlichkeit; desgleichen eine Milzschwellung, welche den Rippensaum um 2—3 Fingerbreiten überragte. Temp 37,6; Puls voll, 88. Das Verhalten des Pulses zusammen mit der starken Schweisssekretion deutete mir darauf hin, dass der *Paroxysm.* im Abfallen begriffen sei, und ich stellte die Prognose deshalb nicht ganz aussichtslos, gab 1,5 Chin. im Klysma.

Tags darauf trotzdem Temperaturanstieg auf 39,2 bei trockener Haut; Puls 94: sonst Status idem. Lässt unter sich gehen.

10. 30 a. m. wird die Athmung röchelnd (44); Puls 124: ich gebe per Schlundsonde 1,0 Chin. mit Cognac und Fleischbrühe — Senfteig auf die Brust — Kampherinjektionen — laues Vollbad mit kalten Übergiessungen, ohne dass auch nur eine Spur des Bewusstseins zurückkehrte.

2. p. m. ist die Temp. auf 41,1 gestiegen; die Haut wiederum ganz mit Schweiss bedeckt; es fehlt jetzt auch der Kornealreflex. Eine halbe Stunde später tritt unter sich mehr und mehr verlangsamender, röchelnder Atmung der Exitus ein.

Krankengeschichte No. 21. Den hierher gehörigen Fall habe ich nur wenige Tage beobachtet. Derselbe betrifft einen Herrn, über dessen Vorgeschichte Folgendes zu eruieren war:

Herr W . . . . . . hatte auf Sumatra das Malaria-Fieber acquiriert; war sodann nach dem Bismarck-Archipel übergesiedelt, woselbst er von Zeit zu Zeit recidivierte. Er schenkte seinen Fieber-Erkrankungen anfangs, wie es scheint, nicht die genügende Beachtung, forcierte körperliche und besonders geistige Arbeit, bis er sich, bereits in ganz elendem Zustande, entschloss, einen Urlaub zum Zwecke des Klimawechsels nachzusuchen.

Am 5. VIII. wird der Kranke nach Finschhafen übergeführt und gewährt daselbst folgendes Bild: Der Kranke gleicht einem Toten; Haut fahlbleich; Gesichtszüge verfallen; Augen und Mund halb geöffnet: Temp. anscheinend erhöht; Respirat. beschleunigt; Puls sehr dünn 128; Abdomen nirgends druckempfindlich; keine Milzschwellung; kein Exanthem. Allgemeiner Ernährungszustand mäfsig gut. Der Kranke befindet sich in einem halbschlummerartigen Zustande, stöhnt und murmelt unverständliche Worte vor sich hin. Bei Anrufen erwacht er zu halbklarem Bewusstsein, erkennt sodann Personen und ist sich im allgemeinen seiner Situation bewusst: verfällt jedoch alsbald wieder in seinen Halbschlummer zurück. Seine Sprache klingt schwer und näselnd. Ord.: Chininklysma 0,75; leichte, roburierende Diät; Kopfkühlung; Analeptica.

6. VIII. Temp. 37,5: Puls 104! Unverändertes Befinden. Specif. foetor ex ore; die dargebotenen Speisen werden mechanisch genommen; verlangt auch selbst bisweilen zu trinken. Ord.: Chininklysina 1,20.

Abends 37,6; Puls nicht fühlbar. Nach lauwarmem Vollbad wird das Bewusstsein vorübergehend etwas klarer. Zur Nacht Calomel 0,2.

7. VIII. 37,3 nach relat. guter Nacht. Mittags 38,0; Chin. im Klysma 0,75; 2 Stühle. Abends 37,6; sehr beschleunigte oberflächliche Respirat. 48; Puls 120. Sonst stat. idem.

8. VIII. bei normaler Temp. verschlechtertes Allgemeinbefinden; hat während der Nacht unter sich gehn lassen; ist sehr benommen. Puls fadenförmig, aussetzend. Respirat. oberflächlich und seufzend, 40. Schluckt die dargebotenen Flüssigkeiten (Excitantien) mechanisch hinunter. Am Abend fühlen sich Hände und Füsse kalt an; der Puls ist noch schwächer geworden. Der Kranke gewährt das Bild eines Moribunden; trotzdem wird noch 0,75 Chin. mit Wein, Sagoschleim und Eigelb per Klysma verabfolgt. In der Nacht atmet der Kranke in ausgesprochenem Cheyne Stoke's Typus mit relativ langen (10 Sek.) Athempausen, und es wird der exitus jeden Augenblick erwartet. Trotzdem hat sich der Kranke am

9. VIII. morgens wiederum erholt; Puls schwach 120; Respirat. wiederum regelmäfsig. Sensorium noch immer benommen. Am Nachmittage wiederum Cheyne Stoke's.

Der Kranke verlässt in diesem Zustande Finschhafen per Schiff, um in Begleitung eines mit Instruktionen versehenen Wärters nach Cooktown (Australien) übergeführt zu werden.

Der exitus trat am 15. VIII. kurz vor dem Endziel der Reise ein, nachdem einige Tage vorher das Befinden ein etwas gehobeneres gewesen war. Die (gemessenen) Temp. hatten während dieser Zeit die Norm nicht überschritten.

Krankengeschichte No. 22. (Dazu die Temp. Kurve **Fig. 36.**) Packmar, ca. 35 jähriger Malaye von anämischem Aussehn.

27. XII. *Fieberparoxysm.* Milzschwellung II⁰.

28. XII. bei Temp. 40,0 1,5 Chin.

29. XII. u. ff. bei fortdauernder Fiebertemperatur (39,2—40,3) einige diarrh. Entleerungen.

2. I. früh 38,6; in der Nacht 2 Stühle; sonst keine Klagen; sitzt auf und giebt auf Befragen Antwort. Soll 1 Löffel Karlsbader Salz nehmen; erhält dasselbe und verfällt beim heruntertrinken desselben in ausgesprochenen schweren Collapszustand.

8·45 a. m. Pat. vollständig bewusstlos; reagiert nicht auf Hautreize; es fehlt Kornealreflex. Pupillen verengt, reagieren nicht auf Lichteinfall. Respirat. beschleunigt, röchelnd, 40. Puls 132; Temp. 38,5. Extremitäten schlaff; der per Katheter entnommene Urin ein wenig dunkel, zeigt keine Reaktionen auf Eiweiss, Hämoglobin und Bilirubin. Ord.: lauwarmes Vollbad mit kalten Übergiessungen; Frottieren; heisser Wein mit 1,0 Chin. bisulf. per Schlundsonde.

9·45 a. m. Respirat. 32; Puls 116, sehr dünn.

10·15 a. m. heissen Kaffee und nochmal 1,0 Chin. per Schlundsonde.

10. 45 a. m. Respirat. 32; Puls 104; 0,1 Camphor. subcutan.

12·— Temp. 38,8.

1·30 p. m. Respirat. 38; Puls 132! kaum fühl- und zählbar; Temp. 40,3; 0,1 Camphor subcutan.; ein lauwarmes Vollbad; desgleichen Excitantien per Schlundsonde.

2·30 p. m. Respirat. 38; Puls 134; Temp. 39,4; 0,1 Camphor. subcutan.

3·30 p. m. Respirat. 29; Puls 134; 0,1 Camphor. subcutan.

4·30 p. m. Respirat. 35; Puls 132; Temp. 41,1; 0,1 Camphor. subcutan.

6·— p. m. Respirat. 34; Puls 130; Temp. 40,6, stöhnt zeitweise. Schweiss.

8·— p. m. Respirat. 44! Puls 150! Kaffee per Schlundsonde. Lässt unter sich gehn.

11.— p. m. Respirat. 29; Puls 132; Temp. 39,8.

3. I. 1·30 a. m. Respirat. 34; Puls 128.

6·30 a. m. Respirat. 36; Puls 116; Temp. 37,8.

8·— a. m. Respirat. 36; Puls 112; Temp. 38,3.

Das Allgemeinbefinden ist im ganzen gehoben; atmet zwar beschleunigt, aber gleichmäfsig und nicht röchelnd. Der Kornealreflex hat sich wiederum eingestellt; Pupillen von mittlerer Weite, noch träge auf Lichteinfall. Die Muskulatur der Oberextremitäten in Starre flektiert, so dass Bewegungen in Schulter-, Ellenbogen-, Hand- und Fingergelenken nur gewaltsam ausführbar sind. Der per Katheter entnommene Urin zeigt nichts Auffallendes. Ord.: Warmes Vollbad, während dessen der bewusstlose Zustand fortdauert: Thee und Milch per Schlundsonde.

10·— a. m. Respirat. 34; Puls 120; Temp. 37,6.

11·30 a. m. Respirat. 48; Puls 112; Temp. 37,8. Beginnt selbständige Bewegungen mit Kopf und Extremitäten zu machen; lässt unter sich gehn.

2·— p. m. Respirat. 40; Puls 118; Temp. 39,5. 1.5 Chin. bisulf. und Kaffee per Schlundsonde.

3·30 p. m. Respirat. 52; Puls 130; Temp. 41,1.

5·— p. m. Sagosuppe und Decoct. Colombo per Schlundsonde.

8·— p. m. Respirat. 42; Puls 120; Temp. 39,7; noch immer bewusstlos, stöhnt und wälzt sich hin und her.

4. I. 12·30 a. m. Pat. beginnt zu sprechen, verlangt nach Wasser.

6·30 a. m. Respirat. 32; Puls 124; Temp. 39,3.

8·— a. m. Pat. bei halbem Bewusstsein, doch stark benommen und träge; stöhnt ohne besondere Klagen; hält die Muskulatur des Halses und der Oberextremitäten merkwürdig gespannt; fortwährender

Tremor; besonders ausgesprochen am Kopf. Thee und 1,25 Chin. wieder zum erstenmale getrunken.

10·— a. m. Respirat. 26; Puls 120; Temp. 40,0.

12·— Temp. 40,4.

4.— p. m. unter fortwährendem Schwitzen Temp. 39,8.

5·— p. m. Schwitzen cessirt; Temp. 39,4.

8.— p. m. Puls 116; Temp. 39,6.

5. I. 6·30 a. m. Puls 120; Temp. 39,8.

8·30 a. m. Respirat. 24; Puls 120; Temp. 40,0.

Der Kranke noch immer zitternd; stöhnt und spricht vor sich hin; ist benommen und apathisch, nimmt jedoch die dargebotenen Speisen (Milch, Ei, Sagosuppe, Wein) und macht aufmerksam zur Befriedigung seiner Bedürfnisse; erhält 1,25 Chin. Kalte Umschläge auf Kopf.

12·— m. Puls 118; Temp. 39,8.

4·30 p. m. Puls 124; Temp. 40,0. Respirat. beschleunigt und unregelmässig. Bei allem dem macht der Puls nicht den Eindruck eines Kollabierenden, ist kräftig und hart.

8·— p. m. Respirat. 38; Puls 128; Temp. 39,8.

Tremor besteht fort.

6. I. 6·— a. m. Respirat. 44; Puls 134; Temp. 40,3.

In der Nacht einige diarrh. Entleerungen. Pat. macht den Eindruck grosser Erregtheit, verfolgt alles, was um ihn her vorgeht, mit starrem Blick; spricht laut vor sich hin im weinerlichen Ton („tuan menta amboen"); zittert leicht mit Kopf und Armen. Wegen der relativen Stärke der Pulswelle erscheint die Prognose nicht zu ungünstig, doch wird von Chin. und Excitantien einstweilen Abstand genommen.

12·— m. Respirat. 40; Puls 146; Temp. 41,2.

4·30 p. m. Respirat. 42; Puls 134; Temp. 40,8.

Das Allgemeinbefinden nicht geändert; grosse Erregung bei benommenem Sensorium.

8·30 p. m. Pat. erhält 3,0 Chloralhydr. im Zeitraum von ½ Stunde; es gelingt aber nur, ihn in vorübergehenden Schlaf zu versetzen; Puls 116.

7. I. 6·— a. m. Puls 128; Temp. 39,6; Status idem.

Kühle Einwickelung; sonst robuierend. Kein Chin.

11·30 a. m. Nach der Einwickelung Respirat. 32; Puls 132; Temp. 40,1.

12·30 p. m. 1,5 Chin.; Decubitus am Kreuzbein.

4·— p. m. Pat. sehr unruhig; stöhnt immerwährend mit starr geöffneten Augen; leichtes Zittern. Respirat. 40; Puls 132; Temp. 41,2.

8·— p. m. Puls nicht zählbar, dünn. Temp. 41,4. Pat. entschieden kollabiert; deshalb vom Chloralhydr. Abstand genommen; geniesst Wein und Bouillon und Ei (per Tag 4 Eier).

10·— p. m. Respirat. 50; Puls 136; Temp. 40,9.
8. I. 6·— a. m. Respirat. 44; Puls 128; Temp. 40,7.

Das Befinden scheint etwas gebessert; gehobene Pulswelle. Erhält Excitantien und Eibrühe; erbricht das meiste. 10,30 exitus.

Diesen Fällen würde sich eventuell noch der im Kapitel „atypische Fieber" aufgeführte Fall H . . . . . (Krankengeschichte No. 7) anzureihen haben, wo der soporöse Zustand ebenfalls keineswegs von der Höhe der Körpertemperatur abhängig gemacht werden konnte.

Aus den vorstehenden Krankengeschichten ist ersichtlich, dass bei der Malaria comatosa schwere Symptome von Seiten des Nervensystems in den Vordergrund treten. Sofern diesen Fällen Bewusstlosigkeit und eine mehr oder weniger vollständige Reaktionslosigkeit gemeinsam ist, würde sich die Bezeichnung der Malaria comatosa auf sie anwenden lassen; sofern dann noch besondere Erscheinungen im Krankheitsbilde hervortreten, würden sich die Fälle auch anderen, z. B. den als Malaria eclamptica (No. 19), tetanica (No. 22), delirosa (No. 17), diaphoretica (No. 20) beschriebenen Formen beizählen lassen.

Zu dem Symptomenbilde ist noch das Folgende hervorzuheben.

1. Die Krankheit kann gänzlich fieberlos verlaufen (No. 21) oder auch mit mässigen (No. 18 und 19) oder hohen (No. 22) Fiebertemperaturen verbunden sein. Der Typus ist dann bald der intermittierende (No. 20), bald ein gänzlich unregelmässiger, atypischer, bei welchen jedoch eine Neigung zu tiefen Remissionen bezw. Intermissionen nicht zu verkennen ist.

2. Die Bewusstlosigkeit ist eine bald vollständige, bald unvollständige. Von den Reflexen wird der Cornealreflex am längsten erhalten. Das Koma zeigt keine oder doch wenigstens keine hervortretende Abhängigkeit von dem Temperaturverlauf, und setzt stets ganz plötzlich ein, gleich mit Beginn der Krankheit oder erst nach mehreren voraufgegangenen typischen Intermittenten, oder im weiteren Verlaufe eines atypischen Fiebers (No. 22). Anzeichen, aus welchen man das Koma erwarten könnte, bestehen nicht; man muss auf dasselbe jederzeit gefasst sein.

3. Die Abhängigkeit der Krankheit von Störungen im Bereiche des zentralen Nervensystems ergiebt sich weiterhin aus einer Reihe von Symptomen, welche nicht anders, wie als Reizerscheinungen zu deuten sind. Dahin gehören sehr auffällige Störungen des Pulses und der Respiration; beide sind unverhältnismässig beschleunigt (Puls bis 150) und gehen der Höhe der Körpertemperatur keineswegs parallel. Die Athmung ist bald seufzend, bald röchelnd; in einem Falle (No. 21) wurde im Cheyne Stokes Typus geathmet. Es gehört dahin ferner die Pupillenstarre bei bald weiter, bald verengter Pupille; ebensosehr profuse Schweisse, ohne dass dieselben eine Krise einleiten; ebenso deliröse Zustände, Tobsucht, klonische und tonische Krämpfe, Extremitätenstarre, Sprachstörungen, unfreiwillige Abgänge von Urin und Faeces.

4. Milzschwellungen sind überhaupt nicht vorhanden (No. 21) oder doch nur von mässigem Umfange; jedenfalls nicht zu vergleichen mit den Schwellungen, welche bei der biliösen Form der Malaria beobachtet wurden.[1]

5. In der Therapie hat sich das Chinin in wiederholten Dosen von 1,5 ganz wirkungslos gezeigt, sowohl in Bezug auf die komatösen Erscheinungen als auch auf den Gang der Temperaturen. In diesen Fällen würde von Chinin am besten ganz Abstand zu nehmen sein; denn es erscheint mir nicht unbedenklich, bei Zuständen, bei welchen ein Insult des zentralen Nervensystems bereits vorliegt, noch eine weitere Alteration desselben durch das Chinin herbeizuführen. Auch wirken Dosen von 1,5—2,0 Chinin bereits verlangsamend und schwächend auf die Herzthätigkeit ein. (Nothnagel und Rossbach 1887 pag. 656). Ebensowenig wie das Chinin haben mir Bäder und kalte Uebergiessungen etwas genützt; das Koma ist seinen Weg weitergegangen. Wenn man nicht ganz symptomatisch ver-

---

[1] Das mag darauf hindeuten, dass die sonst zuerst in der Milz bemerkbaren Zirkulationsstörungen in diesen Fällen sich gewissermafsen vicariierend im Hirn abspielen.

fahren will, so würde vielleicht von reichlicher Flüssigkeits-
zufuhr, verbunden mit Excitantien noch am ehesten auf eine
Wiederherstellung der zentralen Zirkulationsstörungen etwas zu
hoffen sein.

Kapitel IX.

Latente Infectionen (und larvirte Formen).

In das Bereich der latenten Infektionen gehören die Malaria-
Anämie, -Kachexie- und -Neurosen. Diese Zustände knüpfen fast
ausnahmslos an vorangegangene Fiebererkrankungen, treten sehr
viel seltener als das Primäre einer Malaria-Infektion in Erscheinung. Gewöhnlich sind die Kranken von Residiv zu Residiv
gefallen; die fieberhaften Zustände blieben dann aus; statt deren
etabliert sich die Anämie. Solche Kranke sehen bleich (aschgrau
oder fahlgelb) aus, fühlen sich leicht ermüdet, zu keiner energischen Arbeit aufgelegt, bluten leicht aus Nase und Darm,
schlafen schlecht, sind verstimmt, oft appetitlos, klagen über
Athembeschwerden und Druckgefühl in der Magengegend. Ein
Milztumor lässt sich ausnahmslos bei ihnen nachweisen; und begründet die eigentliche Diagnose der
Malaria-Anämie.[1])

---

[1]) Die Milztumoren der malaria-anämischen bezw.-kachektischen
Personen sind gewöhnlich sehr umfangreich, gehören zu den grössten,
welche ich überhaupt gesehen habe. Im Gegensatz dazu äussert sich
Martin (32): „der bei bestehender Kachexie zur Entwickelung ge-
kommene Milztumor hat sich mir nie als besonders gross gezeigt:
niemals sah ich ihn die Mittelinie überragen"; nun würden aber, wenn
das letztere der Fall wäre, die Tumoren nach meinem Schema (Kap. XI)
schon in die Kategorie IV zu rechnen sein; die untere Grenze des
Tumors befände sich dann nämlich bereits im Nabelniveau oder unterhalb
desselben; und das würde ich doch immerhin schon als excessive
Vergrösserung ansehen müssen.

So können sich die Kranken Monate lang hinschleppen; bei geeigneter Behandlung kann das Befinden eine vorübergehende Besserung erfahren; Heilung können diese Kranken aber nur erwarten, wenn sie die Malaria-Gegend verlassen, und auch das nicht einmal mit Sicherheit.

Der Urin ist frei von Eiweiss; erst wenn sich Ascites und hydropische Erscheinungen dazugesellen, was glücklicher Weise äusserst selten der Fall ist, tritt auch Eiweiss im Urin auf, dann spricht man von Malaria-Kachexie; der Unterschied zwischen Malaria-Anämie und -Kachexie ist also bloss ein gradueller.

Das bedrohlichste für diese Kranken sind neue akut-fieberhafte Erkrankungen, sei es nun, dass solche als einfache Recidive oder als neu hinzugekommene Infektionen aufzufassen sind. „Das Leben erlischt dann, nicht wie ein hell brennendes Licht, sondern wie ein noch eben glimmender Funke" (P. Werner). Die schwersten Formen der Malaria-Fieber, die biliöse und die komatöse Form, befallen vorzugsweise Individuen, welche längere Zeit unter dem Einflusse der Malaria-Anämie gestanden haben.

Neurosen gehören ebenfalls zu dem Symptomenbilde der latenten Infektionen; ein Theil derselben wird klinisch unter dem Namen der „intermittens larvata" rubrizirt. Im Allgemeinen hat man zu unterscheiden zwischen neuropathischen Zuständen allgemeiner Natur und zwischen wirklichen, anatomischen Neurosen.

Alle Ärzte, welchen eine längere Erfahrung in Fieberländern zu Gebote steht, so neuerdings Martin-Sumatra (62. Vers. deutsch. Naturfors. u. Aerzte, Heidelberg) äussern sich dahin, dass viele Personen, besonders Männer, einem eigenthümlichen Zustande von Nervosität anheimfallen, derart, dass sie für Gemüthsaffekte aller Art ausserordentlich empfänglich sind; die blosse Vorstellung einer traurigen Situation zwingt ihnen Thränen in die Augen; die Aussicht auf einen unbedeutenden Schmerz, eine kleine chirurgische Operation, versetzt sie in die grösste Angst und Aufregung. Andeutungen solcher Zustände sind auch mir häufig begegnet.

Unter den anatomischen Neurosen stehen oben an die

Ischias und Trigeminus-Neuralgien. Gewöhnlich treten diese nicht im intermittirenden Typus auf, sondern regen sich in ganz unbestimmter Weise, Tage lang hintereinander, um dann wieder vorüberzugehn; oft sind es keine ausgesprochene Schmerzen, sondern mehr ein dumpfes Ziehen und Reissen in den Gliedern. Im Ganzen genommen, sind die larvirten Formen der Malaria in den Tropen sehr viel seltener, als man erwarten möchte.

Ich selbst habe zu wenig Gelegenheit gehabt, Zustände von Malaria-Anämie etc. in ihrem weiteren Verlaufe zu verfolgen, als dass ich mich veranlasst sehen könnte, auf dieselben hier näher einzugehen. Ich verweise in dieser Beziehung auf Hertz „Malaria-Infektionen" und auf die ausführlichen Schilderungen, welche P. Werner in seiner Arbeit pag. 31 u. ff. giebt. Werner ist der Ansicht, dass eine einmal fest etablierte Malaria-Infektion ihre Spuren gewöhnlich für die ganze Lebenszeit hinterlässt. Er sagt darüber (pag. 49): „Man findet Gelegenheit, eine ganze Reihe von Menschen wiederzusehen, die vor einem Jahrzehnt und mehr an Wechselfieber gelitten haben; kaum einer ist darunter, der die Krankheit ohne weitere Folgen fürs spätere Leben überstanden. Ganz abgesehen von denjenigen, die an einer präzise zu definirenden Nachkrankheit leiden, laboriert der eine an periodischem Kopfschmerz, den er früher nie gekannt, der zweite an vagen Schmerzen, bald hier bald dort. der dritte kann Fahren und Reiten und andere Erschütterungen nicht mehr vertragen; ein anderer kommt bei scheinbarer Gesundheit und vollem Wohlbefinden doch nicht mehr zu der früheren Kraft, Fülle und Leistungsfähigkeit, „ist nicht mehr der frühere"; noch ein anderer ist vorzeitig gealtert im Aussehen und zwar so rasch, wie es der Lebensperiode garnicht enspricht."

In der Therapie der latenten Infektionen hat das Chinin obenan zu stehen. Bei der Malaria-Kachexie hat Martin (Sumatra) gute Erfolge von Arsenikpräparaten gesehn (Sol. arsenik. Fowl. mit Tinct. chin. compos.)

Kapitel X.

Komplikationen der Malaria.

Wenn man von Komplikationskrankheiten der Malaria reden will, so muss man diese Bezeichnung auf solche Krankheitszustände beschränken, welche nicht blosse Begleitsymptome, sondern als selbständige Krankheiten bekannt, in dem Gefolge der Malaria so oft aufzutreten pflegen, dass eine ätiologische Zusammengehörigkeit mit der Malaria angenommen werden muss, ohne dass es sich aber mit Bestimmtheit sagen liesse, in welcher Weise diese Abhängigkeit von der Malaria gedacht werden solle. Theoretisch betrachtet, könnte es sich dabei entweder um besondere Lokalisationen des Malaria-Prozesses handeln, oder es könnte die Malaria auch nur die Disposition für die Komplikationskrankheit geschaffen, gewissermalsen nur den Nährboden abgegeben haben.

1. Malaria-Pneumonie.

Hertz führt als eine besondere Form der Malaria die Malaria-Pneumonie an und findet den Unterschied dieser Pneumonie von der genuinen fibrinösen Pneumonie besonders darin begründet, „dass jeder Paroxysmus durch einen mehr oder weniger starken Frost eingeleitet wird, die Temperatur in den Intermissionen auf die Norm zurückgeht, und die objektiven, namentlich physikalischen Symptome in denselben sich mässigen, um in den Anfällen an Heftigkeit wieder zuzunehmen.“ (Hertz, Malaria-Infektionen 1886, p. 69 in Ziemssen's Handbuch der akuten Infektionskrankheiten.)

Jürgensen (Ziemssen V, p. 142) erscheint es zweifelhaft, ob die Pneumonieen, welche in dem Gefolge der Malaria auftreten, wirklich croupöse Pneumonieen sind, ob dieselben nicht vielmehr den katarrhalischen Pneumonieen beizuzählen seien.

Unter den von mir in Kaiser Wilhelmsland beobachteten Malariafällen waren mehrere von erheblichen Katarrhen der grösseren und mittleren Bronchien begleitet.

Ich habe dagegen nur 5 Fälle zuverlässig beobachtet, wo ich Pneumonieen annehmen konnte: diese Fälle betrafen sämmtlich Angehörige der melanesischen (papuanischen) Rasse und gelangten kurz hinter einander zur Beobachtung, 4 Fälle im Dezember 1887 und einer im April 1888.

Kasuistik:

Krankengeschichte No. 23. Tokolome (Melanesier). Kurve ***Fig. No. 37.***

25. XII. abends 40,1.

26. XII. morgens 39,4. Schmerz in der rechten Brusthälfte; physikal. nichts nachweisbar. Abends 40,7.

27. XII. abends 40,5. Atembeschwerden. Befund: Lungenschall links, hinten, unten, bald unterhalb der Skapul. gedämpft. Dämpfung erstreckt sich auf die unteren Partien der linken Seitenfläche des Thorax. Pectoralfremit. abgeschwächt; auscultat.: verschärfte Inspirien, mit bronchialem Beiklang. Mittelblasige, klingende Rasselgeräusche während In- und Expiration; Sputa schleimig-eitrig. Milz nicht vergrössert. Herpes an der Oberlippe.

29. XII. morgens 39,0. Auscultat.: teils ganz abgeschwächt. Atmen; teils gar kein Atmungsgeräusch, teils bronchiale Inspirien; keine Rasselgeräusche.

30. XII. morgens 37,4. Befund: hinten unten Dämpfung; kein Atmungsgeräusch; seitlich: verschärfte Inspirien; ganz wenige Rasselgeräusche bei der Expiration.

1. I. Milztumor I⁰.

2. I. Dämpfung noch nachweisbar; abgeschwächtes Atmen; im Ganzen wenig Rasselgeräusche.

5. I. Entlassen; bis zum 12. II. kein Recidiv.

Krankengeschichte No. 24. Baume, 17 jähriger Melanese. (Siehe Kurve ***Fig. 38.***)

3. XII. Will Tags vorher *Fieberparoxysm.* gehabt haben; Milzschwellung weder in Rücken- noch Seitenlage festzustellen. Temp. 37,7. Ord.: 4 Theelöffel Tinkt. Wartburg. Mittags *Paroxysm.* Abends 40,1.

7. XII. Temp. 39,5. Atmet etwas erschwert. Lungenschall links hinten. von der Mitte der Scapul. bis unten gedämpft; seitlich bis zur hinteren Axillarline; hier überall verschärfte und hauchende Inspirien und mittel- bis feinblasige (krepitierende) Rasselgeräusche während der Inspiration.

8. XII. morgens 36,9. Die Spitze der Milz 2 Fingerbr. nach aussen von der Mamillarlinie palpabel. Dämpfungsbezirk am Thorax wie Tags zuvor. Bronchialatmen. 1,0 Chin.

9. XII. morgens 37,0. Pectoralfrem. links abgeschwächt. Bronchialatmen; vereinzelte krepitierende Rasselgeräusche während In- und Expiration. Sputa spärlich, dickschleimig. 1,0 Chin.

10. XII. morgens 37,6. Bronchialatmen; vereinzelte feinblasige Rasselgeräusche, häufiger auch während der Expiration; Sputa spärlich, aber deutlich mit Blut gemischt. 1,0 Chin. Pectoralfrem. deutlich herabgesetzt. Über der Skapula neben der Dämpfung leicht tymp. Beiklang; nach unten zu besteht Dämpfung fort. Bronchialatmen mit krepitierenden Inspirien.

11. und 12. XII. je 1,0 Chin.

14. XII. Lungenschall links noch ganz gering abgeschwächt. Normale Atmungsgeräusche mit bronchialem Anklang. Keine Rasselgeräusche.

Recidiv am 3. I. (kurzer *Fieberparoxysm.*); bis 7. I. 2,25 Chin.

Recidiv am 4. III. (*Fieberparoxysm.*).

Krankengeschichte No. 25. Topopuije, Melanesier, 26 jährig. (Siehe ***Fig. 39.***)

17. XII. Temp. 39,2. Klagt über Schmerz in der rechten Brusthälfte. Milz gering vergrössert (I⁰), in Rückenlage gerade unter dem Rippensaum palpabel; hüstelt und atmet beschleunigt, etwas oberflächlich. Percutor. nichts nachweisbar; auscult. rechts, vorn und hinten oben einige Rhonchi.

18. XII. Pseudokrise; erhält Picrins. Ammoniak. Abends erneuter *Paroxysm.*

21. XII. Klagt wiederum über Atembeschwerden; hüstelt. ***38,7.*** Lungenschall: links hinten, unterhalb der Skapul. abgeschwächt; hier subkrepitierende inspir. und expirator. Rasselgeräusche; über der Skapula selbst grobblasiges Rasseln und zahlreiche Rhonchi. ***1,5 Chin.! nach 2 Stunden 39,1; nach 6 Stunden 39,3. Abends 39,2.***

22. XII. Rasselgeräusche, dem reinen Krepitieren jetzt sehr nahe kommend. ***38,7. 1,5 Chin.; nach 2 Stunden 38,5; nach 6 Stunden 39,0. Abends 40,2.***

23. XII. 38,9 (6. Tag) Krepitieren. Rasseln während der In- und Expiration. Über der Skapula gar keine Atmungsgeräusche. Sputum zäh, am Glase klebend, stellenweise blutfarbig.

24. XII. ganz bedeutend abgeschwächter Perkussionsschall; klingende mittel- und kleinblasige Rasselgeräusche.

27. XII. abgeschwächtes Atmen, Bronchialatmen und feinblasige Rasselgeräusche. Milz I—II.

28. XII. keine Schalldifferenz: verschärfte Inspirien mit Rhonchi und mittelblasige Rasselgeräusche.

7. III. Recidiv (*Fieberparoxysm.*).

Krankengeschichte No. 26. Tominibau, 15 jähriger Melanese. (Siehe **Fig. No. 40.**)

5. XII. abends *Paroxysm.* Milzschwellung nicht nachweisbar.

7. XII. atmet vorsichtig. Schmerz in der rechten hinteren Brusthälfte. Lungenschall: rechts hinten, schon von der Grenze des obern Drittels der Skapula bis nach unten hin, deutlich gedämpft. Der Schall hellt sich seitlich erst in der hinteren und mittleren Axillarlinie auf. Überall krepitierende Inspirien, verschärfte Expirien.

8. XII. Dämpfung; bronchiales Atmen und feinblasige Rasselgeräusche, besonders während der Inspiration, aber auch vereinzelt während der Expiration. Pectoralfrem. abgeschwächt.

9. XII. derselbe Befund bei nur mässigem Hustenreiz und relativ gutem Allgemeinbefinden. Das Sputum dick, eitrig-schleimig, klebend; gering aber deutlich mit Blut untermischt (welchem die Rostfarbe fehlt).

10. XII. Dämpfung; bronchiales Atmen verringert; lebhaftes Knisterrasseln, vorzugsweise während der Inspiration. Spärliche Expektoration. Nur Spuren von Blut.

11. XII. Stat. wenig verändert; doch sind die Rasselgeräusche weniger krepitierend und auch reichlicher während der Expiration. Im Pektoralfrem. kein Unterschied. Bronchophonie.

12. XII. Lungenschall rechts hinten abgeschwächt mit tymp. Beiklang: reichliche, grob krepitierende (bezw. mittelblasige) Rasselgeräusche während In- und Expiration. Das Sputum ohne blutige Beimischung.

13. XII. ohne Schweiss bei Temp. 36,9. Atmung noch sehr behindert. Neben den verschiedensten Nüancen von Rasselgeräuschen, unter der Spitze der Skapula auch pleurit. Reiben.

14. XII. perkutorisch keine Schalldifferenz. Auskult. viele Rhonchi, neben verschiedenblasigen Rasselgeräuschen während In- und Expiration. Temp. bleiben normal.

Bis 9. III. kein Recidiv.

Krankengeschichte No. 27. Torabia, Melanesier. (Kurve **Fig. 41.**)

3. IV. 40,2.

4. IV. 37,6. Abends 39,8; fiebert fort; zeigt auffallend geringen Puls.

6. IV. Atembeschwerden: rechts, hinten, unten handflächengrosser pneumonischer Herd (Dämpfung, verstärkt. Pektoralfrem., Krepitieren); hustet und expektoriert fortlaufend nur katarrhal. Sputum, ohne jede Beimischung von Blut. Temp. fallen allmählich ab.

Die Erkrankungen setzten ein wie gewöhnliches Malaria-fieber, mit oder ohne Schüttelfrost, und wurden auch anfänglich für solche gehalten, bis Husten- und Athembeschwerden die Aufmerksamkeit auf das Brustorgan lenkten und einmal am 2., zweimal am 4., zweimal erst am 5. Tage die pneumonischen Erscheinungen konstatiert wurden.

Es bestand nun 3mal links hinten, 2mal rechts hinten, unterhalb der Scapula und sich seitlich nach der hinteren bis mittleren Axillarlinie fortsetzend, ein einseitiger Dämpfungsbezirk, bei welchem bronchiales Athmen, Bronchophonie und Krepitieren auf einen Infiltrationsprozess schliessen liessen; andererseits aber fanden sich stets die physikalischen Erscheinungen eines Katarrhs mittlerer und feinster Bronchien vor, wie: verschärfte oder abgeschwächte Inspirien oder überhaupt fehlendes Athmungsgeräusch; Rasselgeräusche von subkrepitierendem Charakter während der In- und Expiration; dazwischen auch mittelblasiges und grobblasiges Rasseln und zahlreiche Rhonchi.

Der Pectoralfremitus war über dem Dämpfungsbezirk nur einmal deutlich verstärkt, sonst eher herabgesetzt.

Die Expectorationen waren niemals reichliche; die Sputa trugen vorwiegend den schleimig-eitrigen Charakter, hafteten aber auch dem Glase an und zeigten deutliche Beimischungen von Blut. Zu den reichlichen charakteristischen Sputa der Pneumoniker kam es jedoch niemals.

Dieses, zusammengehalten mit dem Verhalten des Pectoralfremitus, und mit dem Hervortreten der katarrhalischen Erscheinungen im Auscultationsbilde, lässt die Annahme als zutreffend erscheinen, dass es sich bei diesen Pneumonien wohl nur um disseminierte Infiltrationsheerde gehandelt haben mag, um solche Bezirke, welche noch von viel normalem oder doch nur in den mittleren und feineren Bronchien katarrhalisch afficiertem Lungengewebe umlagert werden. Mit dieser Annahme stimmt auch überein, dass der Lungenschall stets nur abgeschwächt, nicht ganz vollständig gedämpft war.

Bemerkenswert war der Temperaturverlauf: Nach raschem

Ansteigen der Temperatur erfolgte meistenteils am 2. oder 3. Tage eine deutliche Intermission, welche sodann von einem zweiten Ansteigen der Temperatur gefolgt wurde; jetzt behielt das Fieber 4—5 Tage den remittierenden bezw. subremittierenden Charakter, um endlich subkritisch, kritisch oder lytisch abzufallen.

Milzschwellungen waren in 2 Fällen nachweisbar, in 2 Fällen fehlten dieselben; jedenfalls erreichten sie nicht die Grösse, welche sonst bei Malariaerkrankungen gewöhnlich zu sein pflegt.

Das Allgemeinbefinden der Kranken war in hohem Grade alteriert, die Reconvalescenzzeit eine vergleichsweise lange.

Nach Abfall des Fiebers recidivierte einer der Kranken am 12., ein anderer am 24. Tage im regulären Malariatypus; zwei hatten in Monatsfrist kein Recidiv; bei einem konnte die Beobachtung nicht fortgesetzt werden.

Alles in allem genommen, möchte ich geneigt sein, diese Krankheitsbilder als Pneumonien aufzufassen, welche die Mitte halten zwischen der croupösen und der katarrhalischen Pneumonie und einen Zusammenhang dieser Pneumonien mit der Malaria-Infektion zunächst fortbestehen lassen. Zu der letzteren Auffassung werde ich besonders dadurch bestimmt, dass ein Teil dieser Erkrankungen mit kurzen Fieberparoxysmen einsetzte, und ein anderer Teil in so kurzer Zeit an typischen Malariafiebern wiedererkrankte, dass diese sehr wohl noch als Recidive aufgefasst werden konnten.

2. Dysenterie.

Das öftere gleichzeitige Auftreten von Malaria und Dysenterie in den Tropen hat zu der Annahme geführt, dass beiden Krankheiten ein verwandter Infektionsprozess zu Grunde liege. In Kaiser Wilhelmsland war die Dysenterie ein ganz vereinzelter Gast; die ca. 1500 Malaria-Erkrankungen, welche ich dort beobachtet habe, durchmusternd, finde ich nur zwei Fälle, in welchen Malaria durch Dysenterie kompliziert war; und in beiden Fällen war die Infektion wahrscheinlich in einem australischen

Hafenplatze erfolgt.[1]) Intermittens und Dysenterie verliefen hier vollständig parallel neben einander, doch so, dass während der Paroxysmen die Erscheinungen der Dysenterie (Erbrechen und charakteristische Entleerungen) eine jedesmalige Steigerung erfuhren, die Apyrexien aber trotz des Fortbestehens der Darmaffektion in den Intermissionen reine waren.

Diese Komplikation gestaltete sich therapeutisch insofern ungünstig, als das Chinin weder per os noch per anum behalten wurde.

3. Diphterie.

Auch inwiefern diptheritische Prozesse von der Malaria abhängig zu machen sind, steht noch dahin. Meine Beobachtung erstreckt sich auf 2 Fälle, von welchen der eine ein sehr schweres, der andere ein vergleichsweise sehr leichtes Krankheitsbild darbot.

Der letztere Fall begann mit einem Herpesbläschen an der Lippe, welchem nach wenigen Tagen ein akuter Fieberparoxysm. folgte. Tags darauf hatte Patient noch eine Morgentemperatur von 38,5 und über Halsbeschwerden zu klagen; es zeigte sich dabei eine erhebliche Röthung und Anschwellung der Rachengebilde und inselförmige graue, fest anhaftende Belege der Tonsillen. Diese stiessen sich unter Gebrauch von Benzoewasser am nächsten Tage bereits zu einem Theile ab; am nächsten Tage war die Abstossung vervollständigt, die Temperatur normal.

Der erstere Fall trat unter der Form eines atypischen Fiebers mit im ganzen hohen Temperaturen 39—40 auf, wobei über lebhaften Kopfschmerz und anfangs unbedeutende Schluckbeschwerden geklagt wurde, und Milzschwellung bestand. Die Inspektion ergab mässige Röthung, geringe Schwellung der Pharynxgebilde.

---

[1]) In dieser Hinsicht waren mir von grösstem Interesse die Mitteilungen von Martin (62. Vers. deutsch. Naturforscher und Ärzte, Heidelberg), wonach er die echte Dysenterie im Zusammenhang mit Malaria auf Sumatra ebenfalls nicht beobachtet hat.

Am 9. Tage früh war die Temperatur lytisch auf 37,2 abgefallen; jetzt wurde Chinin verabfolgt und damit die Erkrankung als beendigt angesehen. Da traten am Tage darauf (10. Tag) bei ebenfalls noch normaler Morgentemperatur erneute Klagen über Schluckbeschwerden auf; Gaumenbögen und Zäpfchen zeigten jetzt Röthung und Schwellung und an der einen Tonsille war ein gelblich-weisser, zunächst nicht charakteristischer Belag bemerkbar.

Am 11. Tage früh Temperatur 38,8; am 12. Tage früh 39,7; unter zunehmendem Fieber wachsen Schwellung der Gaumenbögen und Tonsillen und die nunmehr ganz ausgesprochen diphteritischen Belege an; am 14. Tage tritt Tod durch Herzlähmung ein, nachdem vorher mässige respirat. Störungen bestanden hatten.

4. Furunkulosis.

Eine häufige Erkrankung in Malaria-Gegenden ist die Furunkulosis; ich habe Furunkel und Karbunkel während eines Fiebers oder im Anschlusse daran oftmals auf der Hinterbacke des Kranken sich entwickeln sehn. Häufige Erkrankungen in Finschhafen waren auch schmerzhafte Furunkel im äusseren Gehörgang. Es erscheint mir keineswegs ungereimt, einen ätiologischen Zusammenhang zwischen Furunkelbildung und Malaria-Krankheit anzunehmen. Schon Poor (Hertz, Malaria-Infektion 86 p. 60) führt Acne-, Furunkel- und Anthraxbildung, welche im Gefolge der Malaria-Fieber auftreten, auf „capilläre Pigmentembolie" zurück. Des häufigen Auftretens von Furunkeln bei Malaria-Kachektischen wird ebenfalls von Hertz (pag. 46) gedacht; desgleichen neuerdings von Martin (32).

5 Andere Komplikationen.

Von anderen Komplikationen der Malaria beobachtete ich zweimal Parotitiden; ebenso sind intermittierende Schwellung der Schilddrüse (38) und Orchitiden (36)[1] mit Hodenatrophie

---

[1] Auch Martin (Sumatra) berichtet (Verhandlungen der 25. Sect. der 62. Vers. deutscher Naturforscher und Ärzte — Heidelberg) über

im Anschluss an Malaria beschrieben worden. Jeannel (37) berichtet über einen Fall von Malaria mit comatösen Erscheinungen, wo sich am 10. Tage Gangrän der Nasenspitze und des Randes der Ohrmuschel einstellte. Auch die Elephantiasis scroti (in Malaria-Ländern häufig!) wird mit Malaria-Einflüssen in Zusammenhang gebracht (39). Endlich sind auch Parrhesen und Paralysen der Extremitäten und des Gesichts (35) und chronische Psychosen (34) als Komplikationen der Malaria beobachtet worden.

Kapitel XI.

Milztumor.

In Malaria-Gegenden ist der Milztumor der Ausdruck einer stattgehabten Malaria-Infektion; selbst wenn ein Fieber noch garnicht in Erscheinung getreten ist, so deutet der Tumor auf eine bereits bestehende Infektion hin und es ist nur eine Frage der Zeit, wann das Fieber dem Tumor nachfolgen wird. Der Tumor kann also dem Fieber vorangehen, das primäre Symptom sein. Das Gewöhnliche ist jedoch, dass bei einem Menschen, welchen man von Anfang an zu beobachten Gelegenheit hat, Tumor und Fieber bei der ersten Erkrankung gleichzeitig in Erscheinung treten; dass weiterhin nach Abfall des Fiebers auch der Tumor allmählich, und zwar vollständig oder teilweise zurückgeht, um mit erneuten Ausbrüchen des Fiebers von neuem in akuter Weise anzuschwellen; dass der Tumor je älter, desto

den auffallend häufigen Zusammenhang von Orchitis und Malaria. Derselbe Autor hat auch Bubonen ex malaria sich entwickeln sehn; desgleichen eigentümliche Muskelinfiltrationen, welche auf Chiningebrauch zurückgingen (32).

grösser wird und desto weniger Neigung zur Rückbildung bekundet, bis er dann schliesslich stabil wird, zu einer Zeit, wo der Träger desselben das Bild der Malaria-Anämie, der chronischen Malaria-Infektion darbietet.

Wenn Fieber und Tumor somit zusammen gehören, so giebt es doch Fieber, bei welchen ein Tumor nicht nachzuweisen ist, und andrerseits Tumoren, bei welchen kein Fieber auftritt. Das Letztere gilt jedoch nur in eingeschränktem Sinne; denn wenn auch die mit einem Tumor behafteten Personen sich lange Zeit an ihrem Wohnorte ohne Fieber herum bewegen können, so tritt das Fieber doch spätestens mit dem Verlassen des Wohnortes, mit dem Klimawechsel, in Erscheinung; und der alte Satz, dass Fieber-Attaken, gleichgültig ob früher ob später, zu erwarten sind, so lange Milzschwellung besteht, findet auch nach meiner Beobachtung seine vollste Bestätigung.

Das Wesen des Milztumors hat man sich vorzugsweise als Ablagerungsdepot der Malaria-Parasiten und der durch dieselben bewirkten Zerstörungs- und Umsetzungsprodukte der zelligen Elemente des Blutes zu denken (siehe darüber Kapitel XIII), für welche Annahme die Councilmansche (13) Beobachtung von dem Plasmodienreichtum der Milz eine weitere Stütze bietet.

Kleinere Tumoren würden demnach der geringeren, grössere Tumoren der grösseren Infektion gleich zu setzen sein, was in Praxi im Allgemeinen auch zutrifft.

Diejenigen Seltenheiten, wo häufigere Fieber ganz ohne Milztumor verliefen, würden vielleicht zum Teil durch eine besonders straffe Milzkapsel erklärt werden können (alte Personen); zum andern Teile liegen hier aber thatsächlich leichte Infektionen vor, wenn man nämlich die Schwere der Infection nicht nach der Häufigkeit der sich auf einander folgenden Fieberanfälle beurteilen will, als vielmehr nach den sonstigen Krankheits-Erscheinungen, welche die Fieber begleiten, nach den Gesundheitsstörungen, welche sie im Gefolge haben etc.; zum dritten Teile endlich würde sich das Fehlen einer Milzschwellung etwa durch die Annahme erklären lassen, dass sich in solchen Fällen Stauungsvorgänge in anderen Organen, gewissermafsen vicariierend, abspielen mögen (cf. die sehr auffallenden Darmstörungen der atypischen Fieber, Malaria-Pneumonie etc.). Mehr noch als Milztumor und Fieber laufen Milztumor und Anämie einander parallel. Diejenigen Fieber, welche den grössten Blutverlust setzten, die Formen der Febris biliosa hämoglobinurica, hatten auch die am schnellsten wachsenden Milztumoren aufzuweisen. Deswegen darf aber der Milztumor keineswegs als die direkte Folge, gewissermafsen als das Produkt der Anämie angesehen werden, da selbst hochgradig anämische Personen, wenn sie nicht zugleich häufigen Fieber-Erkrankungen unterliegen, Milztumoren nicht haben; andrerseits sehr vollblütige Personen bei häufigen Fiebern, Milzschwellungen aufweisen, trotzdem sie in der Frische ihres Aussehens nichts wesentliches eingebüsst haben (relative Anämie). Vielmehr ist beides, sowohl die Grösse des Milztumors als auch die Schwere der Anämie, annähernd proportional zu setzen der Häufigkeit der Fieber-Erkrankungen.

Die Dauer der einzelnen Fieber-Erkrankung ist ohne Einfluss auf die Grösse des Tumors; die mehrtägigen atypischen Fieber verliefen sogar öfters ganz ohne Milzschwellung. Andrerseits aber wird die Grösse des Milztumors in unverkennbarer Weise beeinflusst durch den Gebrauch von Chinin, so dass ich geneigt bin, das Vorherrschen der grösseren Tumoren bei den farbigen Rassen mit dem geringeren Chiningebrauch derselben gegenüber den Europäern, in Zusammenhang zu bringen.

Frische Milztumoren sind mitunter auf Druck schmerzhaft; fast übereinstimmend wird von den Kranken ein Gefühl von „Milzdrücken" oder „Milzstechen" angegeben, welches vorzugsweise bei tiefen Inspirationen (Gähnen, Husten, schnelles Gehen) empfunden wird. Ich selbst habe stets noch mehrere Tage nach abgelaufenem Fieber das Milzdrücken verspürt.

Ältere Tumoren sind ganz unempfindlich, lassen sich wie Steine beliebig im Abdomen hin- und herschieben, kneten, drücken etc.[1])

Den Milzschwellungen sind im Allgemeinen die Angehörigen aller Rassen annähernd in gleicher Weise unterworfen; ich habe sogar den Eindruck gewonnen, dass Melanesier und Malayen eine grössere Disposition bekundeten als Europäer, ein Verhältnis jedoch, welches, wie schon hervorgehoben, in dem verschiedenen Chiningebrauch seine Erklärung finden dürfte. Jugendliches Alter und männliches Geschlecht bekunden ferner eine grössere Disposition als vorgeschrittenes Alter und weibliches Geschlecht; es findet hier ganz dasselbe Verhältnis statt, wie es auch für die Disposition für die Malaria-Infektion überhaupt gültig ist.

Die Träger grosser Tumoren werden in sehr verschiedener Weise in ihrem Allgemeinbefinden beeinflusst. Europäer verfallen ganz ausnahmslos einem Zustande von schwerer Anämie und tragen in ihrem Tumor ein immerwährendes memento mori mit sich herum; denn es waren ganz vorzugsweise die Personen mit grossen Milztumoren, welche die Bekanntschaft mit den schweren perniciösen Formen der Malaria

---

[1]) Die Beweglichkeit ist bisweilen eine so ausserordentliche, dass die Lage der Milz von der queren Richtung allmählich in die perpendikuläre übergehen kann. So der Status bei einem etwa 15 jährigen Melanesier:

Der Tumor kommt in der Mamillarlinie unter dem Rippensaum hervor, verläuft in derselben steil nach abwärts bis fast zum Nabelniveau. Durch Umlegen des Kranken in die rechte Seitenlage und gelinden Druck von links unten aussen, kann der Tumor in eine gänzlich abweichende Lage gebracht werden; die Spitze ist dann schräg nach dem Nabel gerichtet, $2^1/_2$ Fingerbreiten von demselben entfernt.

Diejenigen Fälle, bei welchen die Milz in Folge einer akuten Schwellung rupturiert, dürften zu den grössten Seltenheiten gehören. Neuerdings wird von Barallier (Arch. gén. de med. Septbr. 88 in Schmidt's Jahrb. 1889) über 2 solcher Fälle mit nachfolgender tötlicher Blutung im Anschluss an ein ganz gewöhnliches intermittierendes Fieber berichtet. Das Parenchym war weich und zerfliessend.

zu machen hatten.[1]) In anderen Fällen ist es mir auffallend gewesen, wie wenig oftmals die Träger selbst grosser bis zum Nabel reichender Tumoren in ihrem Allgemeinbefinden beeinträchtigt wurden. Das gilt freilich nur ausschliesslich von den Angehörigen der farbigen Rassen, den Malayen und Melanesiern, während die Europäer ganz gewöhnlich dem Zustande der Malaria-Anämie verfielen.

Ob Ascites und Hydrops von dem Tumor selbst abzuleiten sind, möchte ich zunächst dahingestellt sein lassen; gegenüber dem Auftreten der Tumoren sind Ascites und Hydrops ausserordentlich seltene Erscheinungen.

Die **Diagnose des Milztumors** erfordert meistenteils keine Schwierigkeiten; ich habe bereits in einer ersten Mitteilung über die Malaria-Erkrankungen in Kaiser Wilhelms-Land (14) darauf hingewiesen, wie wechselvoll das Perkussions-Ergebnis sich je nach Haltung und Lage des Körpers gestaltet, und die Notwendigkeit betont, immer nur in ein und derselben Position zu perkutieren, wenn man ein brauchbares vergleichendes Perkussions-Ergebnis erhalten will; ich habe besonders gezeigt, wie die topographische Lage der Milz in der rechten Seitenlage eine Verschiebung erfährt, derart, dass dadurch die Milzdämpfung medianwärts verschoben und verkleinert wird. Je häufiger ich dann untersuchte, um so mehr gelangte ich zu der Überzeugung, dass der Schwerpunkt der Milzdiagnose nicht in der Perkussion, als vielmehr in der Palpation zu suchen sei, weil diese sehr viel sicherere Resultate ergiebt, als die erstere. Die Perkussion ist z. B. gar nicht verwerthbar bei Personen mit embonpoint; die Milz wird aber auch bei Personen ohne besonderen Tympanites oftmals gänzlich durch Darmton verdeckt; so perku-

---

[1]) Die Infektionsstoffe mögen sich in dem Milztumor quantitativ anhäufen (Depot); oder bei dem Vorhandensein grosser Tumoren mag die Milz weiteren Hyperämien bezw. Bluttrümmer-Ablagerungen nicht mehr fähig sein, so dass dann bei weiteren Fieberanfällen andere wichtigere Organe an die Reihe kommen, deren functionelle Störung eben die Perniciosität ausmacht.

tierte ich einen fieberkranken Papua in aufrechter Haltung und notierte im Journal „keine nennenswerte Milzschwellung"; am nächsten Tage palpierte ich denselben in Rückenlage und fand einen Tumor, welcher medianwärts die Mamillarlinie nach innen um eine Fingerbreite überschritt, nach unten zu das Nabelniveau erreichte; andrerseits lässt freilich auch die Palpation gelegentlich, wenngleich viel seltener im Stich, wenn nämlich die Kranken, aus besonderer Empfindlichkeit, die Bauchdecken nicht zu erschlaffen vermögen oder wenn die Konsistenz des Tumors, wie bisweilen bei frischen Fällen, eine sehr weiche ist. Bei der gehörigen Übung lassen sich jedoch diejenigen Grade von Milzschwellung, welche praktisch überhaupt noch in Betracht kommen, durch die Palpation stets mit Sicherheit nachweisen und geringere Grade von Schwellung werden auch durch die Perkussion allein nicht mehr erkannt, so dass ich zur Feststellung einer Milzschwellung der Perkussion für gewöhnlich ganz entbehren zu können glauben möchte.

Es giebt jedoch Fälle, in welchen die Perkussion die Palpation sehr wesentlich zu unterstützen vermag: bekanntermaſsen wird die obere Milzgrenze bei tiefen Inspirationen durch den Lungenrand sehr wesentlich eingeschränkt; bei der Perkussion vollzieht sich hier während der In- und -Expiration ein Schallwechsel. Die Feststellung der oberen Milzgrenze ist aber absolut belanglos, da der Tumor stets nach unten wächst, bezw. dem Zuge der Schwere folgend, sich nach unten senkt. Das Wichtigere ist also die Feststellung der unteren Milzgrenze: Der Tumor folgt bei den Respirationen im allgemeinen den Bewegungen des Zwerchfelles, d. h. er wird bei jeder Inspiration nach unten gedrängt; indem er hier aber in der Bauchhöhle durch das Eingezwängtwerden der Bauchcontenta auf einen kleineren Raum, einen gewissen Widerstand findet, wird er zugleich genötigt, nach vorn gegen die Rippenwand auszuweichen. Diese Beobachtung machte ich mir mit Erfolg zu Nutze in denjenigen Fällen, in welchen man zur Erlangung eines zuverlässigen Resultates auf Perkussion und

Additional material from *Die Malaria-Krankheiten unter specieller Berücksichtigung tropenklimatischer Gesichtspunkte*, ISBN 978-3-662-32353-3 (978-3-662-32353-3_OSFO2), is available at http://extras.springer.com

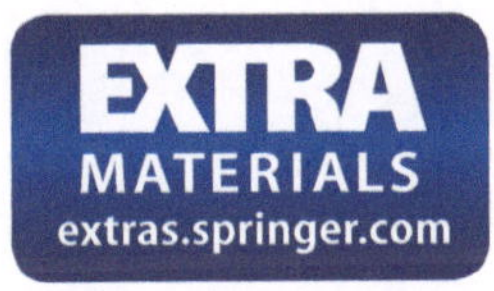

Palpation zu gleicher Zeit angewiesen ist. Es kommt dann nämlich am Rippenrand, im Bereiche der Mamillarlinie oder ein wenig ausserhalb von derselben, eine *Inspirationsdämpfung* zu Stande. Alle Milzen, welche diese Inspirationsdämpfung aufweisen, sind als vergrössert zu betrachten, alle, bei welchen sie fehlt, sind normal. Die Palpation ist gewöhnlich dann auch im Stande, an der Stelle der erhaltenen Inspirationsdämpfung einzusetzen. Am deutlichsten wird die Inspirationsdämpfung erzielt in der halben rechten Seitenlage, demnächst in der Rückenlage mit angezogenen Knien; am unzuverlässigsten ist dieselbe in der aufrechten Haltung des Kranken.

Die Fig. 2, welche einem naturgetreuen Tintenstiftabdruck der hierher gehörigen Verhältnisse am Körper in $^{7}/_{8}$ natürl. Grösse entspricht, illustriert die Inspirationsdämpfung des untern Milzabschnittes in der Rückenlage des Kranken: die punktierte Linie p stellt die obere Grenze des bei ruhigem Atmen durchweg tympanitischen Perkussionsbezirks abc dar. Derselbe wird bei tiefer Inspiration im Bereiche von a und b, also medianwärts bis zur Parasternallinie, ausgesprochen gedämpft, während der mediane Abschnitt c den tympanitischen Ton beibehält. Es folgert daraus, dass die Milz in der Parasternallinie am Rippensaum hervortritt.[1]) Durch die Linien r und t wird die Stellung der oberen Milzgrenze angedeutet, r bei ruhiger Atmung, t bei tiefer Inspiration. Legt man senkrecht zu der Längsachse der Milz eine Linie, welche obere und untere Perkussionsgrenzen (während ruhiger Atmung und bei tiefer Inspiration) in den Punkten $x\,x_1$ und $y\,y_1$ schneidet und lässt man nun eine tiefe Inspiration ausführen, so kann man sich leicht überzeugen, dass das Stück, um welches y nach y_1 herabrückt, grösser ist als dasjenige, um welches x nach x_1 verlegt wird. Das gestattet aber die Annahme, dass die Milz auch schon vorher, d. i. bei ruhiger Athmung, unterhalb des Punktes y gestanden haben muss, was

---

[1]) Hier (an der Milzspitze) hat dann die Palpation nötigenfalls einzusetzen.

um so wahrscheinlicher wird, als die Verschiebung des Punktes x nach x_1 sicherlich zum grossen Teil nur eine scheinbare, durch die Vorschiebung des untern Lungenrandes vorgetäuschte, ist. Der Effekt der Inspiration besteht also im wesentlichen darin, dass die Milz näher an die Bauch-Rippen-Wand gedrängt, also in der Richtung, nicht nur nach unten, sondern auch nach vorn verschoben und dadurch der Perkussion zugänglicher gemacht wird.[1]

Man kann die Milztumoren zweckmäfsig nach ihrer Grösse in 4 Kategorien bringen, wenn man nämlich bei der Feststellung der Milzgrenzen vorzugsweise auf den Stand der Milz nach unten hin und medianwärts, Rücksicht nehmen will. (Vgl. Fig. 3.)

a) Die Vergrösserung des Organs erfolgt zuerst in der Längsaxe, also in medianer Richtung; die Milz steht dann etwa 1—2 Fingerbreit nach aussen von der Mamillarlinie (Milzspitze) und ist am oder auch ein wenig unterhalb des Rippensaumes bei tiefen Inspirationen, gewöhnlich schon in der Rückenlage, sicher aber in halber rechter Seitenlage palpabel (I⁰; Fig. 3). Bei der Perkussion wird untere und mediane Grenze gewöhnlich durch den Darmton verdeckt; man erhält Dämpfung nur bei tiefen Inspirationen (Inspirationsdämpfung).

b) Die Vergrösserung erstreckt sich bis zu der Mamillarlinie oder über diese hinaus nach der Parasternallinie; sowohl in Rücken- als auch in Seitenlage ist die Palpation ohne jede Schwierigkeit ausführbar; die Spitze der Milz steht hart am Rippenrand oder ist bereits über denselben hinaus schräg nach unten und innen (rechts) gerichtet; von der Spitze der Milz aus lassen sich die Konturen des unteren Milzrandes in 2—3 fingerbreitem Abstand vom Rippensaum in leichtem Bogen bis zur mittleren oder hinteren Axillarlinie verfolgen (II⁰; Fig. 3); die Perkussion ist hierbei unnötig.

---

[1] Beiläufig ist dasselbe auch für die Feststellung der unteren Lebergrenze der Fall.

c) Die Milzschwellung stellt sich als solider massiger Tumor dar, welcher deutlich in die Bauchhöhle herabreicht, mit der

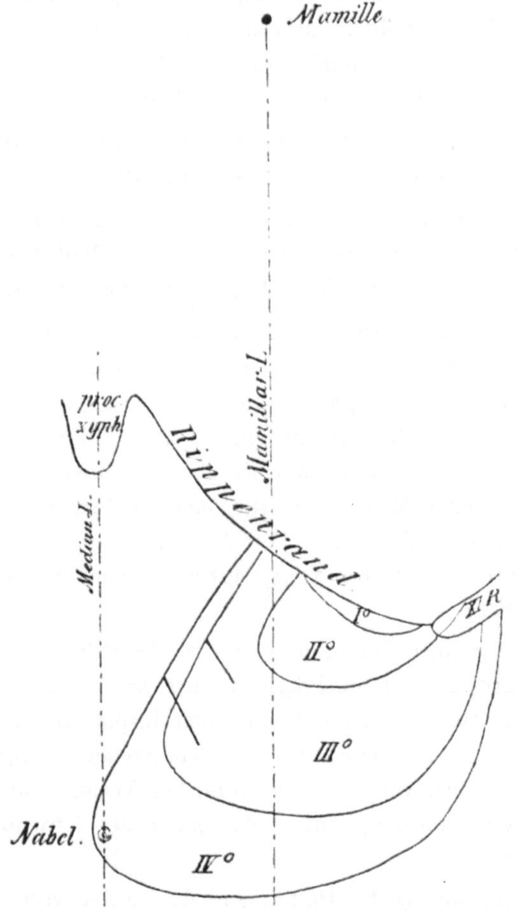

Fig. 3. Schematische Darstellung der Milztumoren, bei Palpation in Rückenlage.

Spitze meist nach dem Nabel gerichtet ist, dessen konvexer unterer Kontur das Nabelniveau in der Mamillarlinie, oder zwischen Mamillarlinie und vorderer Axillarlinie erreicht, dessen fast geradliniger medianer Kontur sich von der Tumorspitze bis zum Rippensaum (in der Parasternàllinie oder zwischen dieser und Mamillarlinie) also in schräger Richtung von unten rechts nach oben links verfolgen lässt und auf diesem Wege bisweilen (selten!) einen deutlich markierten Einschnitt zeigt. Der Tumor ist leicht hin und her zu bewegen (III⁰; Fig. 3).

d) Der Tumor geht über das Nabelniveau hinaus und überschreitet nach rechts die Medianlinie (IV⁰; Fig 3).

Die obere Grenze der Milz bleibt gewöhnlich die normale (IX. Rippe) oder dieselbe ist auch im VIII. Instercost. R. oder selbst auch über der VIII. Rippe perkutorisch nachweisbar.

Bei der Palpation der Milz kann in den allerseltensten Fällen eine Verwechslung mit einem besonders dicken und abnormer Weise gut palpabeln linken Leberlappen vorkommen. Das umgekehrte Verhältnis ist eher denkbar, dass nämlich ein sich unter der linken Mamillarlinie über den linken Leberlappen hinwegschiebender Milztumor für einen Lebertumor gehalten wird. So möchte vielleicht ein Teil der vielbeleumdeten tropischen Lebertumoren zu erklären sein, auf welche ich vergeblich gefahndet habe.

Bei fettleibigen Personen begegnet die Palpation der Milz bisweilen grossen Schwierigkeiten; ich kam dann noch am ehesten zum Ziel, wenn ich bei leichter Inspiration oder besser noch zu Anfang der Expiration die palpierenden Fingerspitzen in kleinen Stössen einsetzte, in ähnlicher Weise, wie man die „kleinen Teile" im gespannten Abdomen der Schwangeren zu palpieren pflegt.

Die Ausführung der Palpation habe ich stets von der linken Seite des Kranken her geübt, indem ich beide Hände nebeneinander oberhalb des Rippensaumes auflegte und mit den Fingerspitzen unter leichtem aber gleichmäſsigem Druck die dem Rippenrand zunächst gelegenen Teile des Abdomens abtastete. Mir ist diese Methode gegenüber der gebräuchlicheren, wo von rechts unten her die Fingerspitzen gegen die Milzgegend gedrückt werden, zweckmäfsiger erschienen, weil der Kranke dann weniger die Bauchdecken anspannt.[1])

Ein sehr bemerkenswertes Vorkommnis ist die Häufigkeit der Milztumoren bei den Eingeborenen des Landes. Um dieses Verhältnis festzustellen, habe ich mir Aufzeichnungen über den Milzbefund von 126 Melanesiern aus den verschiedenen Gegenden von Kaiser Wilhelms-Land und dem Bismarck-Archipel gemacht. Ich nahm die Leute zur Untersuchung, wie ich sie gerade fand, ohne Auswahl nach Konstitution, Alter etc., doch nur Männer. 70 Personen stammten von der N. K. d. Gazellenhalbinsel aus den Dörfern Kambakkada und Uamkamkombi; 37 Personen stammten aus der Finschhafener Gegend; 19 waren auf den Tamiinseln (Kap Kretin) zu Hause.

Das Untersuchungsergebnis war das folgende:

Milzbefund	Alle Melanesier zusammen 126 Personen	Gazellen-halbinsel 70 Personen	Finschhafen 37 Personen	Tamiinseln 19 Personen
Keine Tumoren . .	65	43	6	16
Tumoren I⁰ . . .	31	15	16	0
„ II⁰ . . .	24	10	12	2
„ III⁰ . . .	5	2	2	1
„ IV⁰ . . .	1		1	
	(61)	(27)	(31)	(3)
Anzahl der Personen mit Tumoren in %	48	17	84	15

Am allerungünstigsten stellt sich in dieser Tabelle die Finschhafener Gegend mit 84 % per palpationem nachweisbarer Milztumoren; am günstigsten die auch sonst durch eine kräftige Eingeborenenbevölkerung ausgezeichneten Tamiinseln mit 15 %.

------

[1]) Ein einfaches Verfahren, um mittelst des Tintenstiftes sich Milzabdrücke zu verschaffen, habe ich in der D. m. W. 87 No. 23 und 24 angegeben.

Ich bin nun geneigt anzunehmen, dass die Feststellung dieses Verhältnisses bei Eingeborenen neben dem anthropologisch-medizinischen, auch ein sehr wichtiges praktisches Interesse hat. Man kann doch mit gutem Grund annehmen, dass das Vorhandensein von Milztumoren bei den Landes-Eingeborenen mit häufigen Malaria-Erkrankungen derselben im Zusammenhang steht. Wenn nun in der einen Gegend 84 %, in der anderen 15 % Milztumoren vorgefunden werden, sollte da nicht ein Rückschluss auf die Güte der einen und der anderen Gegend in klimatischer Hinsicht gerechtfertigt erscheinen? Wenn dem aber so ist, was wäre leichter, als sich über den hygienischen Wert einer bis dahin unbekannten Gegend in einem Malaria-Lande in der Weise sein Urteil zu bilden, dass man die dort angetroffenen Eingeborenen auf ihre Milzen untersucht! Bei der nötigen Übung und wenn Alles gut vorbereitet ist, kann man sich bei 100 Eingeborenen in 2—3 Stunden mit der grössten Leichtigkeit über diese Frage Aufschluss verschaffen; und damit wäre doch ein positiver Anhaltepunkt gewonnen, bei weitem brauchbarer und zuverlässiger, als alle jene trügerischen theoretischen Betrachtungen, welche man bei der Beurteilung dergleichen Fragen sonst anzustellen pflegt. Ich habe die Station Finschhafen nach ihrer Lage, Bodenbeschaffenheit, Windrichtung, Trinkwasser etc. sehr günstig beurteilt; hätte ich von vornherein 100 Eingeborene untersucht und bei diesen 84 % Milztumoren vorgefunden, so würde ich wohl mit grosser Wahrscheinlichkeit haben voraussagen können, dass dieser Ort als sehr bedenkliche Fieberquelle dem Kolonisten noch viel zu schaffen machen würde.

Über die Rückbildungsfähigkeit der Milztumoren habe ich das Folgende zu bemerken: Frische Tumoren I und II° gehen stets vollständig zurück, wenn mit Konsequenz Chinin gebraucht wird; auch der überwiegende Teil alter, harter Tumoren III° reagiert auf das Chinin sehr gut; jedoch zumeist nur am Anfang, die ersten 8—14 Tage; dann pflegt ein Stillstand in der Rückbildung einzutreten und es ist dann nicht mehr möglich, die bis dahin erreichte Grenze zu überschreiten; so kann man einen Tumor III—IV. Grösse verhältnismäfsig oft und in vergleichsweise kurzer Zeit zu einem Tumor II⁰ umbilden; darüber hinaus wird aber nichts mehr erreicht; der Tumor ist nicht unter den Rippensaum zurückzubringen. Man kommt dann also mit dem Chinin allein nicht mehr aus und es müssen wirksamere therapeutische Hebel (Klimawechsel etc.) in Bewegung gesetzt werden. Kurze Kasuistik:

Krankengeschichte No. 28. F......, Europäer, welcher den Fiebererkrankungen sehr unterworfen ist.

3. XI. anämisches Aussehn, mit Stich ins Gelbliche; spitze Gesichtszüge. Hauptbeschwerden: Mattigkeitsgefühl und immerwährendes Hüsteln.

Bei der Inspektion fällt auf die pralle Hervorwölbung des linken Abdomens; durch die Palpation ist eine sehr genaue Abgrenzung des Tumors möglich: untere Grenze genau im Nabelniveau; die Tumorspitze steht im Nabel; von da geht der mediane Kontur des Tumors zunächst 3 Fingerbreiten in der lin. alb. aufwärts, bildet auf diesem Wege einen deutlichen Einschnitt, um dann nach oben hin in der Parasternallinie unter dem Rippensaum zu verschwinden (III—IV⁰); der Tumor deckt einen Teil des linken Leberlappens. Ord.: 1,0 Chin. per die, 8 Tage hindurch.

28. XI. Begrenzung: medianwärts die Mamillarlinie; in derselben 4 Fingerbreiten nach abwärts verlaufend. Untere Grenze 1½ Fingerbreite oberhalb des Nabelniveaus (III⁰). Ord.: 5,0 Chin. für 10 Tage.

21. XII. Das Allgemeinbefinden und das Aussehn des Kranken haben sich in erstaunlicher Weise gehoben; die untere Tumorgrenze 2 Fingerbreiten oberhalb Nabelniveau (III—II⁰). Pat. setzt den Chiningebrauch aus; schon nach 9 Tagen (ohne dass Fieberanfälle inzwischen erfolgt wären) ist ein bedeutendes Anwachsen des Tumors mit Verschlechterung des Allgemeinbefindens zu konstatieren.

29. XII. Begrenzung; medianwärts: 1 Fingerbreit von der Medianlinie entfernt; unten: annähernd das Nabelniveau; Spitze: schräg nach dem Nabel gerichtet, in 1½ Fingerbreiten Abstand davon.

Krankengeschichte No. 29. W., ein Malaye; weich elastischer Tumor.

2. XII. Palpation in Rückenlage; medianwärts: 2 Fingerbreit nach innen von der Mamillarlinie; unten: 3 Fingerbr. unterhalb Rippensaum (II⁰). Ord.: täglich 1,0 Chin., 10 Tage.

12. XII. Palpation in Rückenlage; der Tumor ist nur noch bei

tiefer Inspiration hart am Rippensaum fühlbar (I—0⁰). Ord.: täglich
0,5 Chin., 6 Tage.

17. XII. Palpation in Rückenlage: der Tumor erreicht medianwärts nicht die Mamillarlinie; nach unten wie am 12. XII.

Krankengeschichte No. 30. S., Malaye: harter Tumor (II⁰).

2. XII. Palpation in Rückenlage: medianwärts: 2 Fingerbreit nach
innen von der Mamillarlinie; Spitzen nach dem Nabel gerichtet; unten:
gut 3 Fingerbreit unterhalb des Rippensaumes. Ord.: 10,0 Chin. in
10 Tagen.

12. XII. Palpation in Rückenlage: medianwärts: Spitze hart am
Rippensaum in der Mamillarlinie; unten: Rippensaum (I⁰). Ord.:
6,0 Chin. in 6 Tagen.

17. XII. und 23. XII. Status wie am 12. XII.

Krankengeschichte No. 31. T., Malaye; weich elastischer
Tumor.

19. XII. Palpation in Rückenlage: medianwärts: 2 Fingerbreit nach
innen von der Mamillarlinie; unten: 1 Fingerbreit oberhalb Nabelniveau; Spitze: schräg nach dem Nabel; 2½ Fingerbreit davon ent
fernt (III⁰). Ord.: 1,0 Chin.; darauf kurz dauernder *Fieberparoxysm.*
Ord.: 8,0 Chin. und Eisen in 8 Tagen.

27. XII. Palpation in Rückenlage: medianwärts: 3 Fingerbreit von
der Medianlinie; unten: 3 Fingerbreit oberhalb Nabelniveau; Spitze:
4 Fingerbreit vom Nabel (II–-III⁰). Ord.: 3,5 Chin. und Eisen.

10. I. Palpation in Rückenlage: medianwärts: 3½ Fingerbreit
von der Medianlinie; unten: 1½ Fingerbreit vom Rippensaum entfernt (I—II⁰).

Krankengeschichte No. 32. T. Tumor III⁰.

23. XII. Palpation in Rückenlage: medianwärts: 1 Fingerbreit
nach innen von der Mamillarlinie; unten: Nabelniveau; Spitze: genau
im Nabel. Ord.: 6,0 Chin. und Eisen (6 Tage).

29. XII. Palpation in Rückenlage: unten: 1 Fingerbreit oberhalb
Nabelniveau; Spitze: schräg 2 Fingerbreit vom Nabel. Ord.: 5,0 Chin.
in 10 Tagen.

7. I. Status idem. Ord.: 4,0 Chin.

28. I. Palpation in Rückenlage: untere Grenze: 2 Fingerbreit
unterhalb des Rippensaumes (II⁰).

Ich bemerke zum Schlusse dieses Kapitels, dass ich auch
den Versuch gemacht habe, durch Massage und Kompression
mittelst Gummibinde eine Verkleinerung des Tumors zu erzielen, ohne jedoch zu überzeugenden Resultaten gelangt zu sein.

Ich möchte beiläufig auch die Frage anregen, ob es durch Kompression von Milztumoren nicht gelingen sollte, Fieberattacken auszulösen; die in dieser Richtung begonnenen Versuche habe ich nicht abschliessen können.

Kapitel XII.

Die Ätiologie der Malaria.

Mit der Entdeckung der Marchiafava und Cellischen Plasmodien (15) im Blute Malaria-Kranker und mit der zahlreichen Bestätigung derselben durch Councilman (13), Golgi (5) u. a. ist die Ätiologie der Malaria in neue und exakte Bahnen gelenkt worden. Wenngleich auch die Bestätigung dieser Plasmodien für die Malaria-Fieber der Tropen z. Z. noch aussteht, so ist es doch mehr als wahrscheinlich, dass auch die Tropen-Malaria denselben mikroparasitären Einflüssen ihre Entstehung verdankt. Wir kennen jetzt den Entwicklungsgang, welchen diese Parasiten, einmal in die Blutbahn gelangt, nehmen; wir wissen, wie sich an bestimmte Phasen ihrer Entwicklung in den roten Blutkörperchen die Fieberparoxysmen knüpfen; wir haben erfahren, dass für das Zustandekommen der quartanen und der tertianen Formen Parasiten mit verschiedenen biologischen Eigenschaften existieren; es ist aber eine wichtige Frage z. Z. noch offen, nämlich, wo und unter welchen Bedingungen die Parasiten ausserhalb des menschlichen Körpers anzutreffen sind und wie sie in den menschlichen Körper hinein gelangen. Erst mit der Beantwortung auch dieser letzten Frage wird der Nutzen und die praktische Bedeutung dieser Entdeckungen recht ersichtlich sein. Bis dahin muss man immer wieder von neuem diejenigen Ansichten diskutieren, welche über die Ätiologie der Malaria seit Jahrhunderten mit mehr oder weniger Übereinstimmung von den verschiedenen Beobachtern aufgestellt wurden und deren Quintessenz in Folgendem enthalten ist:

Das Malariavirus — dieser allgemein gehaltene Begriff muss hier wiederum in sein Recht treten — kommt unter gewissen tellurischen und atmosphärischen Einflüssen zur Entwicklung; es wird im Erdboden produziert, bei Vorhandensein genügender Feuchtigkeit und Wärme; gelangt vorzugsweise des Nachts oder in den Morgen- und Abendstunden aus dem Boden in die unteren Luftschichten, dringt dann am leichtesten in die (wärmeren) Wohnungen und Schlafräume des Menschen ein und inficiert so den Menschen. Ganz durchfeuchteter Boden und ganz trockener Boden lässt die Entwicklung des Malariavirus nicht aufkommen. Wenn man in den Tropen von trockener und feuchter Jahreszeit reden darf, so sind die Infektionsbedingungen besonders häufig zu Beginn und gegen das Ende der Regenzeit. Dem Malariavirus haftet eine gewisse Trägheit an; es pflegt nur bis zu einer gewissen Höhe über dem Erdboden sich zu erheben; es wird oft erst mit der Auflockerung des Bodens frei, weshalb Erdarbeiter vorzugsweise der Infektion ausgesetzt sind; es setzt sich nicht über das Wasser fort, weshalb in der Nähe des Landes verankerte Schiffe nicht inficiert werden . . . . . u. s. f.

Diesem Schema entspricht eine zahllose Reihe praktischer Vorschläge und guter Winke, welche den in Malaria-Gegenden lebenden Personen zum Schutze gegen diese Krankheit gegeben werden: Schiffe sollen nicht in der Nähe des Landes verankert liegen, die Mannschaften nur während des Tages an Land gelassen werden, zur Nacht wiederum an Bord sein; die an Land wohnenden Personen sollen den Hauptwert auf „malariasichere" Wohnungen legen; die Häuser sollen auf „mehrere" Meter hohen Pfählen konstruiert sein, im übrigen an einem erhöhten Punkte liegen, es sollen sich keine Sümpfe in 1—2 Kilometer Entfernung in der Windrichtung befinden; der Erdboden unter dem Hause soll mit einer isolierenden Schicht (Cement, Asphalt) versehen sein; Thüren und Fenster sollen zur Nacht geschlossen bleiben u. a. m.; „natürlich ist es nun notwendig," heisst es in einem darauf bezüglichen Bericht Schwalbes (16), „die Wohnung auch richtig zu benutzen, und da bleibt denn weiter nichts übrig, als in der Jahreszeit, in welcher die Fieber herrschen, das malariasichere Schlafzimmer bei Sonnenuntergang aufzusuchen und erst nach Sonnenaufgang wieder zu verlassen." Derselbe Autor empfiehlt sodann, in ausgesprochenen Malariadistrikten einen Respirator vor Mund und Nase zu tragen, bestehend aus einem mit Kalkwasser getränkten Gazeläppchen. Brunhoff (17) empfiehlt, falls auf ebener Erde kampiert werden müsse, sich der Gummidecke als Unterlage zu bedienen etc.

So unzweifelhaft viel Richtiges in diesen ätiologischen Anschauungen und den daraus abgeleiteten prophylactischen Vorschlägen enthalten ist, so sehr wichtig ist es andererseits, sich vor einem zu einseitigen Schematismus in dieser Beziehung fern zu halten. Hirsch (2) bezeichnet nach kritischer Beleuchtung aller einschlägigen Faktoren diese sog. „Sumpftheorie" als eine „blendende" und führt sehr gewichtige Thatsachen an, welche der Verallgemeinerung dieser Theorie entgegenstehen; jeder Arzt, welcher in ausgesprochener Malaria-Gegend mit vorurteilsfreiem Blick seine Beobachtungen angestellt hat, wird dieser Warnung rückhaltlos beistimmen. Wenn irgendwo in der Medizin Vorurteile ausgebildet sind und laienhafte Vorstellungen Eingang gefunden haben und zu wissenschaftlichen Thesen verarbeitet wurden, so ist das gerade auf dem Gebiete der Malaria-Ätiologie der Fall gewesen. Es ist ja keineswegs zu verwundern, dass eine Krankheit von der grossen praktischen Bedeutung der Malaria auch die Köpfe des Laien vielfach zum Nachdenken anregt; das Missliche dabei ist nur, dass der Laie sich vorzugsweise an die Beobachtungen hält, welche er an seiner eigenen Person und allenfalls an seiner nächsten Umgebung macht, während er die Allgemeinheit gewöhnlich unberücksichtigt lässt. Der Kolonialarzt hat täglich Gelegenheit, von seinen Kranken die widersprechendsten und wunderlichsten Ansichten über das

Zustandekommen der Fieber zu hören. Solche Ansichten sind bei näherer Betrachtung im grossen und ganzen als nichts anderes zu nehmen, als die dem Publikum geläufigen Anschauungen über das Zustandekommen von Krankheiten überhaupt. Der Laie wird niemals in Verlegenheit sein, seine Erkrankung auf eine bestimmte Ursache zurückzuführen; in Bezug auf die Malaria-Fieber glaubt er um so sicherer zu gehn, als er sich ja nur einer der vielen allgemein beliebten und allgemein gekannten Hypothesen anzuschliessen braucht, von welchen die eine oder die andere auf seinen Fall schon passen wird. Der objektive Beobachter und der wissenschaftliche Arzt wird sich ganz im Gegensatz dazu in den meisten Fällen in gänzlicher Verlegenheit sehen. Als Beleg dafür ein Beispiel:

Nachdem ich mehrere Monate von Fieberanfällen frei geblieben war, bekam ich eines Morgens einen Fieberanfall. Ich hatte am Abend vorher in einem kleinen, gerade vielfach durch Blätter verunreinigten Wasserlaufe gebadet, woselbst ich sonst nicht zu baden pflegte; hatte sodann das Abendessen besonders schlecht gefunden und ohne Appetit gegessen, hatte weiterhin wegen eines Gewitters eine schlechte Nacht gehabt, auch wegen Sturm und Regen gegen meine sonstige Gewohnheit Fenster und Thüren schliessen müssen; zum Überfluss war gerade in der Nähe meines Wohnhauses ein Weg geschlagen worden; was sollte ich mir nun daraus auswählen, das Bad, das Essen, das Gewitter, die geschlossenen Fenster oder den Weg? Bei reiflicher Überlegung gar nichts; denn ich hatte jedes Einzelne schon einmal oder öfters erlebt und kein Fieber bekommen.

Zu den heutzutage als überwunden zu betrachtenden Anschauungen gehört die Annahme, dass der Genuss schlechten Trinkwassers Malaria erzeuge. Wenn es in dieser Hinsicht noch eines weiteren Beleges bedarf, so dürften die Finschhafener Verhältnisse dafür ins Feld geführt werden. Dort wurde alles Trinkwasser entweder eisernen sogenannten Wassertanks entnommen oder aus frischen, klaren Korallenbächen geschöpft; das Wasser der Tanks war das über die sauberen Wellblechtafeln des Daches geleitete Regenwasser, welches nach mehrfacher Untersuchung überhaupt frei war von organischen Substanzen, oder in 100 cbm bis 0.00183 davon enthielt (bei gelegentlichen Verunreinigungen des

Wassers von den Dächern aus); das Wasser dreier benachbarter Flüsschen der Station Finschhafen enthielt ebenfalls nur 0,00056—0,00069—0,00142 organische Substanz.

Die Ansicht, dass die Malaria durch Einatmung gewisser in Sümpfen oder sumpfigen Gegenden gebildeter Gase erzeugt werde, hat wiederum in neuerer Zeit durch eine experimentelle Arbeit Schwalbe's (18) eine neue Anregung erfahren. Der Autor glaubt auf Grund eines (einmaligen) chemischen Nachweises des Kohlenoxysulfidgases in der Luft einer Sumpfgegend annehmen zu sollen, dass sich dieses Gas häufig in Malaria-Gegenden mit Sumpfboden vorfinde und knüpft daran folgende Schlussfolgerung: „Man kann sich nun sehr gut vorstellen, dass bei der Malaria-Krankheit die Einwirkungen des Kohlenoxysulfidgases, welche ja meistens während längerer Zeit stattfinden, solche Veränderungen im Blute bewirken, dass die Produkte derselben, sei es bei ihrer Ablagerung im Körper durch kleine Blutergüsse oder durch Diffusionen oder Diapedesis, sei es bei ihrer Ausscheidung, ähnlich wie die harnsauren Salze, mehr oder weniger typische Fieberanfälle auslösen." Da das Kohlenoxysulfidgas am Tage durch die Sonne zersetzt werde und nur des Nachts aufträte, und zwar sich dann vermöge seiner Schwere zu Boden herabsänke, so werde es auch leicht erklärlich, warum die meisten Infektionen zur Nachtzeit und zumeist zu ebener Erde stattfänden. Diese Hypothese Schwalbe's findet eine weitere Stütze in der Thatsache, dass auch bei der Einatmung anderer Gase, wie vorzugsweise des Arsen-Wasserstoffes, Krankheitsbilder hervorgerufen werden, welche mit gewissen Formen der Malaria Ähnlichkeit haben.

Im günstigsten Falle aber könnte diese Hypothese doch immer nur auf solche Malaria-Gebiete Anwendung finden, woselbst Sümpfe oder den Sümpfen ähnliche geologische Verhältnisse vorliegen. In Finschhafen wäre in letzterer Beziehung etwa zu denken gewesen an manche meist mit Mangroven bestandene niedrige Küstenplätze, welche durch Ebbe und Flut des Meeres abwechselnd freigelegt und überschwemmt wurden und woselbst sich dann besonders zur Nachtzeit, bei eingetretener Ebbe, oftmals sehr üble Schwefelwasserstoffgerüche bemerkbar machten; dass die Infektionen hier aber nichts mit solchen gasartigen Ausdünstungen zu thun hatten, ging mir daraus hervor, dass derjenige Teil der Station, welcher diese Gerüche aus nächster Nähe und ganz ausschliesslich in Folge der nächtlichen Windrichtung (W.-Wind) erhielt, die Insel Madang, (s. die Krankenskizze auf pag. 2), stets den relativ besten Gesundheitszustand hatte, während entferntere und höher gelegene Teile der Station (auf dem Festlande), wohin diese Dünste nicht mehr gelangen konnten, regelmälsig den ungleich ungünstigeren Gesundheitszustand repräsentierten.[1]) Wenn somit die Gastheorie Schwalbe's sich auf manche Gegenden überhaupt nicht anwenden lässt und besonders auch gegenüber den positiven Befunden, welche über die Plasmodien im Blute Malaria-Kranker neuerdings gemacht sind, nicht mehr standhalten dürfte, so hat sie doch ihre sehr schätzbare Seite, indem nämlich dadurch ein weiterer sehr wertvoller Beitrag für die Anschauung gewonnen wird, dass das Fieber sowohl als auch die meisten anderen Erscheinungen der Malaria vorzugsweise herzuleiten sind von Störungen in der Blutzirkulation, ein Punkt, auf welchen ich weiter unten, Kapitel XIII, zurückkommen werde.

Hält man an der miasmatischen Natur des Malariavirus fest, so müssen bis zur weiteren Kenntnis dieses Miasma im speziellen Falle stets diese Fragen berücksichtigt werden:

1. Welche Abhängigkeit zeigen die Infektionsbedingungen vom Boden?

2. Welche Abhängigkeit zeigen die Infektionsbedingungen von der Jahreszeit?

---

[1]) Below (Mexiko) berichtet in der Sektion für Tropenhyg. etc. der 62. Vers. deutsch. Naturforsch. und Ärzte von den gänzlich darniederliegenden sanitätspolizeilichen Zuständen Mexiko's. In der Hauptstadt Mexiko befindet sich ein „Centralsumpf", in welchen Alles zusammengetragen wird, was Schmutz und Unrath heisst. Trotzdem komme daselbst Malaria nicht vor.

3. Welche Abhängigkeit zeigen die Infektionsbedingungen von individuellen Verhältnissen? (Wohnung, Lebensweise, Rassen- und individuelle Disposition.)

Wenn die Entstehung der Malaria vorzugsweise von einem Boden abhängig gemacht wird, welcher in physikalischem Sinne hygroskopisch ist, d. h. der Fähigkeit entbehrt, Wasser durch sich hindurchtreten zu lassen (Moor und Thonboden), so müssen in Finschhafen die denkbar ungünstigsten Verhältnisse für das Gedeihen der Keime im Boden vorhanden gewesen sein. Denn bis auf eine niedrige Humusschicht besteht der Boden daselbst bis in grosse Tiefen hinein aus reiner poröser Koralle und deren Abkömmlingen; bei 2 zum Zwecke der Brunnengewinnung angestellten Bohrungen fand sich Grundwasser erst in ca. 10 m Tiefe in einem Niveau, welches dem Meeresspiegel entsprach. In der That bedurfte es selbst nach stärkeren Regengüssen nur der Zeit weniger Stunden, um das Wasser versickern zu lassen, ein Umstand, welcher den dort beabsichtigten Kulturen recht nachteilig wurde.

Auf der Insel Madang fehlte die Humuslage überhaupt; diese kleine Insel repräsentierte die reinste nackte Koralle und doch kamen daselbst Malaria-Krankheiten vor; es war aber dennoch ein Unterschied zu bemerken in der Häufigkeit der hier und der am Festlande auftretenden Infektionen. Ein ähnliches Verhältnis trat auf einer andern Küstenstation Hatzfeldthafen zu Tage; hier war es die kleine korallensandige Insel Tschirimotsch, welche gegenüber dem Festlande sehr günstige Gesundheitsverhältnisse aufwies. Auch die am Kap Cretin gelegenen kleinen Tamiinseln erfreuten sich einer besonders kräftigen Eingeborenenbevölkerung, welche nahezu frei war von Milztumoren, was, wie in Kap XI gezeigt wurde, bei den Eingeborenen des Festlandes im Allgemeinen nicht der Fall war; auch diese Inseln sind korallinisch und von sehr dünner Humuslage. Es hat also den Anschein, als ob selbst in einer ausgesprochenen Malaria-Gegend Plätze vorhanden sein können, an welchen die Infektionsbedingungen ungünstigere sind. Ob in diesem Falle die vergleichsweise geringe Abweichung in der physikalischen Bodenbeschaffenheit der wirksame Faktor gewesen ist, muss ich dahingestellt sein lassen; jedenfalls ebenso wichtig erschien mir der Umstand, dass dieser dürftige Boden auch eine vergleichsweise dürftige Vegetation (vorzugsweise Kokospalmen) trug, so dass also hier, zusammengehalten mit der freien Lage der Plätze am Meere, ganz besonders günstige Ventilationsbedingungen vorhanden sein mussten.

Es kann hier füglich die Erörterung der oft diskutierten Frage eingeschaltet werden, ob und in welcher Weise Infektionen auf Schiffen zu stande kommen mögen; ein Schiff, sobald es nicht unmittelbar beim Lande verankert ist, müsste doch von allen Bodeneinflüssen frei zu denken sein; vorzugsweise haben denn auch die Beobachtungen auf Kriegsschiffen gezeigt, dass Malaria-Erkrankungen nur bei demjenigen Teile der Besatzung aufzutreten pflegten, welcher mit dem Lande kommunizierte; bei dem andern Teile, der auf dem Schiffe verblieben war, nicht; dass also die Infektionen auf dem Schiffe vom Lande herrührten. In Kaiser Wilhelms-Land, wo eine strikt durchgeführte Isolierung der Mannschaften auf den Schiffen nicht stattfinden konnte, habe ich nur konstatieren können, dass die Schiffsmannschaften ungleich seltener an Malaria erkrankten, als die an Land wohnenden Personen. Ganz besonders galt das von einem als Hulk verankerten Barkschiff, welches ich mich in dem Maſse wie einen immunen Platz zu betrachten gewöhnt hatte, dass ich meine erholungsbedürftigen Kranken stets dorthin zu schicken pflegte; ebenso von einem Segelschiff, welches mehrere Monate unthätig im Hafen lag; die Matrosen lebten dort in bester Gesundheit und erkrankten an Malaria gewöhnlich erst, nachdem sie in den Stationsdienst übergetreten und an Land Wohnung genommen hatten. Die Fälle, wo Matrosen, welche ebenfalls Stationsdienst versahen, aber auf dem Schiffe wohnen blieben, erkrankten, waren ungleich seltener.

Interessant ist das Auftreten der Schiffs-Malaria unter Verhältnissen, wo eine Infektion der Mannschaften vom Lande aus mit Sicherheit ausgeschlossen werden konnte. Damit wird doch unter allen Umständen bewiesen, dass die Bodeneinflüsse zwar die gewöhnliche, aber keineswegs die notwendige Vorbedingung zur Entwickelung des Malariavirus abgeben. In den von Hirsch (2) gesammelten Beispielen über Schiffs-Malaria ist bemerkenswert die übereinstimmende Hervorhebung der Tatsache, dass die infektionsverdächtigen Schiffsräume durch die Anwesenheit von Schimmelpilzen ausgezeichnet waren und dass die Erkrankungen sich auf diejenigen Personen beschränkten, welche mit der verdächtigen Lokalität (Vorratsraum, hinterer Teil der unteren Batterie) in Berührung gekommen waren. Die Zahl der Beobachtungen von Schiffs-Malaria ist freilich eine recht beschränkte; eine Vermehrung derselben wäre im Interesse der Bedeutung der Frage sehr wünschenswert.[1]

Begünstigend auf die Entstehung der Malaria wirkt, so lautet ebenfalls eine alte Anschauung, die Auflockerung des Bodens; es wäre auch a priori sehr wohl erklärlich, wie die im Boden eingebetteten Keime, wenn sie daselbst in grosser Zahl existierten, mit der Umwälzung des Erdbodens an die Oberfläche gefördert werden oder wenigstens unter dem Einfluss energischerer Bodenströmungen aus den tieferen nach den höheren Bodenschichten emporgebracht werden könnten. Doch sind die Beobachtungen, auf welche man sich hierbei vorzugsweise stützt, nicht ganz einwandsfrei. So sicher nämlich die Thatsache besteht, dass Massenerkrankungen an Malaria überall da in Malaria-Gebieten aufzutreten pflegten, wo Erdarbeiten in grossem Maſsstabe ausgeführt wurden (Jahdegebiet, Panamakanal, Bahnbauten in Süd-Russland — Werner), so sicher sind bei allen solchen Gelegenheiten eine grosse Reihe anderer, das Auftreten der Erkrankungen in hohem Maſse begünstigender Faktoren vorhanden gewesen, wie Durchfeuchtungen, Erkältungen, schlechte Wohnungen, materielle Entbehrungen, Alkoholmissbrauch, an und für sich reduzierte Individuen u. a. m.

In Finschhafen erkrankten diejenigen unter den Europäern, welche Plantagenarbeiten beaufsichtigten, keineswegs häufiger am Fieber als andere; und unter den malayischen Arbeitern ist es mir geradezu aufgefallen, dass diejenigen unter ihnen, welche

---

[1] Einen Fall von Schiffs-Malaria teilen auch Kelsch und Kiener mit, (le poisont palustre, sa nature et ses proprietés: annal. d'hyg. No. 6 in Virchow-Hirsch, Jahresb. 1888, II), dessen Beobachtungen allerdings im Jahre 1853 zurückliegen; hier zeigte sich das Auftreten der Malaria bei demjenigen Teil der Mannschaften, welche in engen Räumen plaziert waren.

mit Pflügen beschäftigt wurden, sich eines vergleichsweise besseren Gesundheitszustandes erfreuten als andere.[1])

Sofern es sich nicht um Auflockerungen des Bodens handelt, soll das Malariavirus vorzugsweise in der Zeit zwischen Sonnenuntergang und Sonnenaufgang dem Boden entströmen, also in einer Zeit, wo sich die Aussenluft gemeiniglich abkühlt. Daher stammen denn auch die Vorschriften, sich des Nachts in der Wohnung bei geschlossenen Thüren und Fenstern aufzuhalten, Schiffsmannschaften zur Nacht an Bord zurückzubeordern u. s. w. Am bestimmtesten drückt sich Schwalbe (16) aus, wenn er sagt: „Ich stehe nicht an, die folgende These zu formulieren: der Aufenthalt während des Tages selbst in verderblichen Malaria-Gegenden ist ohne Gefahr; dagegen ist schon der Aufenthalt während einer einzigen Nacht in solchen Gegenden ohne den nötigen Schutz gegen das Malaria-Gift sehr nachteilig, nicht selten tötlich."

---

[1]) Ich darf freilich an dieser Stelle nicht unerwähnt lassen, dass die Eingeborenen der Finschhafener Gegend, einem alten Brauche gemäfs, ihre Plantagen an Yam, Taro und Zuckerrohr niemals in der Nachbarschaft ihrer Dörfer anlegen, sondern stets einige Kilometer davon entfernt, ein Verhältnis, welches ihnen doch offenbar unbequem sein und für dessen Zweckmäfsigkeit sie wohl instinktive Gründe haben mussten. Es ist bei der Wichtigkeit dieser Frage Pflicht, alle zuverlässigen Beobachtungen, welche nach der einen oder der anderen Richtung klärend wirken könnten, zu sammeln.

Auf der 62. Vers. deutsch Naturforsch. und Ärzte (Heidelberg, Sektion für Tropenhyg. etc.) sprachen sich Martin (Sumatra) und Below (Mexiko) zu Gunsten der Ansicht aus, dass Infektionen von der Auflockerung des Erdbodens abhängig zu machen seien. Ersterer führt folgendes Beispiel an: 3 Europäer leben lange zusammen in einem Hause, ohne dass einer von ihnen jemals am Fieber erkrankt; da beabsichtigen sie, einen Baumfarren am Hause zu pflanzen; der eine von ihnen holt denselben aus dem Walde mit 2 Malayen; da ihm die letzteren zu ungeschickt manipulieren, sticht er den Farren selbst aus; nach Hause zurückgekehrt, hat er seine Malaria-Attacke. Herr Below führte aus, wie in New-York das Fortschreiten sowohl der Malaria als auch des Typhus an die Anlage einer Strasse geknüpft war; und zwar erkrankten hier nicht sowohl die Strassenarbeiter, als vielmehr die ansässigen Leute, welche in der Nähe der Strassenanlage wohnten

Ausgangspunkt aller dieser Anschauungen ist wohl die Beobachtung geworden, dass man an den Abenden über sumpfigem Terrain Nebel aufsteigen sieht und man auch, ohne dass es zur Nebelbildung kommt, durch den Geruch ein eigentümliches nicht näher zu definierendes Etwas wahrnimmt; das habe ich auch in den Tropen empfunden, wenn ich des Nachts durch den Urwald ging; Manchen riecht es nach Feuchtigkeit, Anderen nach Boden, Anderen nach Vegetation. Natürlich ist Einbildung dabei mit im Spiel.

Ich habe den Versuch gemacht, dieser Frage in folgender Weise näher zu treten: Soyka (12) lehrt in seiner Bodenhygiene, dass auf das Zustandekommen der Luftströmungen im Boden vorzugsweise die Temperaturunterschiede von Einfluss sind, welche zwischen Aussenluft und Boden (= Bodenluft) bestehen. Gemeiniglich geht die Luft zur Nachtzeit mit erhöhter Spannung, mit Steigerung des Luftdrucks parallel; die wärmere Luft des Tages ist umgekehrt einer Luftverdünnung oder Verminderung des Luftdruckes gleich zu setzen, so dass also Abkühlung der Aussenluft die Bodenluft herabpressen muss, Erwärmung derselben die (kühlere) Bodenluft nach aussen emporhebt. In unsern gemäfsigten Klimaten würde in der Sommerzeit ein Ausströmen der Bodenluft zur Nachtzeit also gewöhnlich nicht stattfinden, vielmehr das eher am Tage zu erwarten sein.

Um für dieses Verhältnis in den Tropen einen Ausdruck zu gewinnen, habe ich die Luft- und Bodentemperaturen verschiedener Monate, besonders solcher, welche durch hohe oder niedrige Erkrankungsziffern auffielen, gegen einander in Vergleich gesetzt. Ich benutzte dazu die meteorologischen Aufzeichnungen der Station Finschhafen und zwar erschien es mir zweckmäfsig, von der Betrachtung ganz kleiner Zeiträume (Tage) absehend, nur jedesmal das Greifbarste aus den Notierungen von je 5 Tagen des Monats (einem Monatssechstel) herauszuheben.

So suchte ich mir heraus, aus je 5 Tagen (s. **Tabelle B**):

1. die höchste Lufttemperatur morgens 7 Uhr (Rubrik II),
2. die niedrigste Bodentemperatur morgens 7 Uhr (Rubrik III)

und nahm die Differenzen beider in Rubrik IV. Es wurde damit ein Ausdruck für die denkbar grösste Schwankung dieser beiden Werte gewonnen. Denn wenn die aus 5 Tagen notierte niedrigste Bodentemperatur die aus 5 Tagen notierte höchste Lufttemperatur überwog, so war damit zugleich ausgedrückt, dass dieses Verhältnis für jeden einzelnen Tag des Monatssechstels statt hatte, da es sich ja offenbar immer nur noch um niedrigere Lufttemperaturen bei gleichbleibender oder höherer Bodentemperatur, oder um höhere Bodentemperatur bei gleichbleibender oder niedrigerer Lufttemperatur handeln konnte.

Das Überwiegen der Bodentemperatur drückte mir dann zugleich eine Bodenluftströmung in absteigender ($\downarrow$), das Überwiegen der Lufttemperatur eine solche in aufsteigender Richtung ($\uparrow$) aus.

Ich nahm weiterhin an, dass dasjenige Verhältnis, welches sich zur Zeit morgens 7 Uhr, also eine Stunde nach Sonnenaufgang, herausstellte, wohl im Allgemeinen auch während der Nacht statt gefunden haben dürfte; denn während der Nacht waren die Lufttemperaturen entschieden niedriger als an dem Ablesungstermine morgens 7 Uhr.

Um noch sicherer zu gehen verfuhr ich dann weiter folgendermaßen:

Die Luftminima für den Zeitraum eines vollen Tages (da dieselben in die Nacht fallen, so also auch die Nachtminima) lagen mir vor.

Nach mehrfachen Berechnungen betrugen diese im Durchschnitt 4° C weniger als die Lufttemperaturen morgens 7 Uhr. Die Bodenminima waren nicht genommen worden; da die Temperaturschwankungen im Boden aber trägere sind, so werden die Boden-Minima sicherlich nicht 4° weniger als die Bodentemperaturen morgens 7 Uhr betragen haben.

Es ist also ganz entschieden zu Gunsten der Bodenluftströmungen in der Richtung aufwärts (der für die Nachtzeit gemeiniglich behaupteten) ein Plus eingeräumt, wenn ich in der

Tabelle B.

I	II	III	IV	V	VI	VII	VIII
	aus 5 Tagen:			Luft-minimum aus dem Durch-schnitt von 5 Tagen			
Datum	höchste Lufttemp.	niedrigste Boden-temp.	Boden-luft-strömung ↑ ↓		Boden-minimum (approxi-mativ)	Boden-luft-strömung ↑ ↓	Summierte Werte

August 87 (26,5 %)

I	II	III	IV	V	VI	VII	VIII
1.—5.	27.0	26.0	↑ 1.0	21.1	22.0	0.9 ↓	↑ 0.1
6.—10.	24.6	25.2	0.6 ↓	20.7	21.2	0.5 ↓	1.1 ↓
11.—15.	25.1	25.5	0.4 ↓	21.8	21.5	↑ 0.3	0.1 ↓
16.—20.	25.6	26.3	0.7 ↓	21.9	22.3	0.4 ↓	1.1 ↓
21.—25.	24.2	25.9	1.7 ↓	21.2	21.9	0.7 ↓	2.4 ↓
26.—31.	24.6	24.9	0.3 ↓	21.1	20.9	↑ 0.2	0.1 ↓
							4.7 ↓

Dezember 87 (30 %)

I	II	III	IV	V	VI	VII	VIII
1.—5.	27.2	27.5	0.3 ↓	21.8	23.5	1.7 ↓	2.0 ↓
6.—10.	26.7	27.5	0.8 ↓	21.7	23 5	1.8 ↓	2.6 ↓
11.—15.	25.8	27.5	1.7 ↓	21.6	23.5	1.9 ↓	3.6 ↓
16.—20.	26.7	27.2	0.5 ↓	21.3	23.2	1.9 ↓	2.4 ↓
21.—25.	27.9	27.0	↑ 0.9	22.9	23.0	0.1 ↓	↑ 0.8
26.—31.	26.4	27.3	0.9 ↓	22.1	23.0	1.2 ↓	2.1 ↓
							11.9 ↓

Januar 88 (35 %)

I	II	III	IV	V	VI	VII	VIII
1.—5.	27.8	28.0	0.2 ↓	22.5	24.0	1.5 ↓	1.7 ↓
6.—10.	27.5	27.5	↑ 0 ↓	22.9	23.5	0.6 ↓	0.6 ↓
11.—15.	26.9	27.3	0.4 ↓	23.1	23.3	0.2 ↓	0.6 ↓
16.—20.	25 0	27.0	2.0 ↓	23.2	23.0	↑ 0.2	1.8 ↓
21.—25.	25.3	27.0	1.7 ↓	22.8	23.0	0.2 ↓	1.9 ↓
26.—31.	25.8	27.4	1.6 ↓	23.0	24.4	0.4 ↓	2.6 ↓
							8.6 ↓

Tabelle B.

I	II	III	IV	V	VI	VII	VIII
	aus 5 Tagen:						
Datum	höchste Lufttemp.	niedrigste Boden-temp.	Boden-luft-strömung ↑ ↓	Luft-minimum aus dem Durch-schnitt von 5 Tagen	Boden-minimum (approxi-mativ)	Boden-luft-strömung ↑ ↓	Summierte Werte

Februar 88 (30 %)

I	II	III	IV	V	VI	VII	VIII
1.—5.	25.8	27.3	1.5 ↓	23.7	23.3	↑ 0.4	1.1 ↓
6.—10.	26.5	28.1	1.6 ↓				1.6 ↓
11.—15.	27.3	28.7	1.4 ↓	24.9	24.7	↑ 0.2	1.2 ↓
16.—20.	26.5	27.6	1.1 ↓	23.1	23.6	0.5 ↓	1.6 ↓
21.—25.	26.4	29.0	2.6 ↓	23.4	25.0	1.6 ↓	4.2 ↓
26.—29.	27.2	29.2	2.0 ↓	23.7	25.2	1.5 ↓	3.5 ↓
							13.2 ↓

Juni 87 (54 %)

I	II	III	IV	V	VI	VII	VIII
1.—5.	25.6	28.2	2.6 ↓	21.5	24.2	2.7 ↓	5.3 ↓
6.—10.	26.9	28.6	1.7 ↓	21.4	24.6	3.2 ↓	4.9 ↓
11.—15.	25.2	28.6	3.4 ↓	21.8	24.6	2.8 ↓	6.2 ↓
16.—20.	25.5	28.7	3.2 ↓	21.2	24.7	3.5 ↓	6.7 ↓
21.—25.	25.2	28.0	2.8 ↓	22.1	24.0	1.9 ↓	4.7 ↓
26.—30.	24.6	26.1	1.5 ↓	21.1	22.1	1.0 ↓	2.5 ↓
							30.3 ↓

Mai 87 (69 %)

I	II	III	IV	V	VI	VII	VIII
1.—5.	24.5	30.0	5.5 ↓	21.8	26.0	4.2 ↓	9.7 ↓
6.—10.	25.2	29.9	4.7 ↓	21.6	25.9	4.3 ↓	9.0 ↓
11.—15.	25.9	28.8	2.9 ↓	20.7	24.8	4.1 ↓	7.0 ↓
16.—20.	25.4	29.6	4.2 ↓	20.8	25.6	4.8 ↓	9.0 ↓
21.—25.	26.7	29.3	2.5 ↓	21.7	25.3	3.6 ↓	6.1 ↓
26.—31.	24.9	29.0	4.1 ↓	21.8	25.0	3.2 ↓	7.3 ↓
							48.1 ↓

Rubrik VI die Bodenminima durch Subtrahieren der Werte der Rubrik III mit IV, schätzungsweise berechnete.

Die so erhaltenen Bodenminima wurden nun mit den Luftminima in Vergleich gesetzt und wiederum in Rubrik VII die Differenz beider zahlenmäfsig ausgedrückt.[1]

In der Rubrik VIII endlich wurden die gleichnamigen Werte der Rubrik IV und VII addiert, die ungleichnamigen subtrahiert.

Die Addition der Werte der Rubrik VIII unter einander ergab dann schätzungsweise Werte für das gegenseitige Verhalten der Luft- und Bodentemperaturen im Monate, bezw. einen Ausdruck für das Verhältnis, in welchem Bodenluftströmungen in auf- oder absteigender Richtung (↑ oder ↓) im Monat statt fanden.

Das Resultat, welches diese Untersuchungen ergeben haben, ist ein sehr überraschendes. Es zeigt sich nämlich, dass in allen sechs Monaten Tendenz zu abwärts gerichteten Luftströmungen (↓) im Boden während der Nachtzeit vorhanden war, dass aber dieses Verhältnis ganz besonders in den ungünstigsten Monaten Mai mit 60 % und Juni mit 54 % Erkrankungen zu Tage trat, während der allergünstigste Monat August mit 26,5 % Erkrankungen die allergeringste Tendenz zu abwärts gerichteten Strömungen bekundete. Die Monate Dezember 1887 (30 %), Januar 1888 (35 %), Februar 1888 (30 %) mit ebenfalls vergleichsweise niedrigen Erkrankungsziffern hatten ebenfalls geringe Abwärtsströmungen.

Wenn man die herausgerechneten Temperaturwerte (Rubrik VIII) einer Infektionskraft gleich setzen darf, so würden sich verhalten haben die Monate:

---

[1] Es wäre für diese Untersuchungen allerdings von weit grösserem Werte gewesen, statt der niedrigsten Bodentemperaturen des Ablesungstermins (7 Uhr) die wirklichen Bodenminima zu haben und solche den Luftminima und zwar, beide getrennt in Tages- und Nachtminima, gegenüber zu stellen.

August 87 ($26,5^0{}_0$) : Dezember 87 ($30^0{}_0$) : Februar 88 ($30^0/_0$ Erkrank.)
wie 5 : 12 : 13, oder diese

Kräfte auf den niedrigsten Wert 5 : 1 reduziert	wie 1 :	2,4 :	2,6 :

Januar 88 ($35^0/_0$) : Juni 87 ($54^0/_0$) : Mai 87 ($64^0/_0$ Erkrank.)
wie 9 : 30 : 48, oder diese

Kräfte auf den niedrigsten Werth 5 : 1 reduziert	wie 1,8 :	6,0 :	9,6 :

Die Luftströmungen in der Richtung nach dem Boden waren also in dem ungünstigsten Monat Mai nahezu 10 Mal so stark, wie in dem günstigsten Monat August. Das spricht also keineswegs für die Annahme, dass das Malariavirus vorzugsweise zur Nachtzeit aus dem Boden frei werde.

Nun wird aber weiterhin und wahrscheinlich mit grösserem Recht, hervorgehoben, dass besonders ein Zuströmen der Bodenluft während der Nacht in die Wohnungen statt habe. Die Wohnungen zu ebener Erde werden mit wärmenden Glocken verglichen, welche die darunter befindliche kühlere Luft des Bodens während der Nacht in dauernder Aspiration zu halten vermögen. Man bleibt sich allerdings nicht ganz konsequent, wenn man daran die Vorschrift knüpft, Thüren und Fenster des Nachts geschlossen zu halten; warum das? um die wärmende Glocke noch wärmer zu machen und die Differenz zwischen Zimmer- und Bodenluft noch zu vergrössern? In Konsequenz derselben Vorstellung wird dann auch die Forderung gestellt, den Untergrund des Hauses mit einer isolierenden Schicht aus undurchlässigem Material, Cement, Asphalt etc. zu versehen.

Nun kommt es für diese Frage aber sehr darauf an, in welcher Weise das Haus konstruiert ist. Ein Haus aus massiven Wänden wird während der Nacht mehr Wärme in sich schliessen, als ein leichtes Bretterhaus. Da Holzhäuser fernerhin wohl ausnahmslos (mit Ausnahme der sogenannten Blockhäuser) auf einen Pfahlunterbau gesetzt werden, der Fussboden dann also stets in einer bestimmten Höhe über dem Erdboden zu liegen kommt,

so wird die Luft unter dem Hause freien Spielraum genug
haben, um sich mit der das Haus umgebenden Luft nahezu
oder vollständig auszugleichen; es wird also hier nicht leicht zu
einem Einströmen der Bodenluft von unten her in die Wohnräume kommen können. Ich habe verabsäumt, in dieser Richtung
thermometrische Messungen anzustellen, was ich im Interesse
dieser Frage bedaure.

Ich sowohl wie die meisten meiner Freunde haben in
Finschhafen bei offenen Fenstern und Thüren in Holzhäusern
geschlafen; und ich hatte die Empfindung, dass dann in dem
Schlafzimmer annähernd dieselbe Temperatur vorhanden war
wie draussen, dass also die luftaspirierende Wirkung des Hauses
keine sehr grosse gewesen sein konnte.

Auch hier ist eine Betrachtung der bei den Eingeborenen
in dieser Beziehung herrschenden Gewohnheiten am Platz. Es
heisst allgemein, die Papuas bauen ihre Häuser auf Pfählen, und
wer nichts Näheres darüber weiss, würde nur zu leicht geneigt
sein, daraus den Schluss zu ziehen, dass die Papuas sich in dieser
Weise ähnlich wie die Landbevölkerung der Campagna gegen
die Malaria zu schützen suchten. Die Papuas konstruieren ihre
Häuser allerdings öfters auf Pfählen; es wechselt diese Bauart
jedoch nicht nur nicht mit der Gegend, sondern an ein und
demselben Orte kann man oftmals ebenso viele Pfahlhäuser als
zu ebener Erde gestellte antreffen.[1]) In einem grossen Teile
des Bismarck-Archipel (so Gazellen-Halbinsel und Nordspitze
von Neu-Mecklenburg — Nusa-Distrikt) wohnen und schlafen
die Leute aber überhaupt nicht in Pfahlhäusern, sondern durchweg zu ebener Erde. Die Wände der Häuser sind dort durch
mehrere über einander gelegte Bündel trockenen Grases besonders

---

[1]) Wenn die Eingeborenen ihre Häuser auf Pfählen bauen, so
denken sie bewusst oder instinktmäfsig vielleicht weniger an die Her-
stellung einer geeigneten Ventilation für den Wohnraum und die darin
gewöhnlich vorhandenen Feuerstellen, als vielmehr an andere praktische
Seiten dieser Konstruktion (Kochen unter dem Hause während der
Regenzeit etc.).

fest und undurchgängig gefügt; einzige Öffnung, durch welche
ein Zuströmen der Luft möglich, ist die niedrige, kaum manns-
breite Thür; wenn man durch dieselbe eintritt, setzt man den
Fuss auf dasselbe schwarze Erdreich, welches die Umgebung
des Hauses ausmacht; so gleichen diese kleinen Grashäuser mitunter gelben Strohhaufen, in welche man sich durch ein kleines
Loch hineingewühlt hat. Diese Bauart entsprang sicherlich
dem Bestreben der Leute, sich recht warme Schlafstellen zu
beschaffen; denn da sie unbekleidet sind, bedürfen sie eines
solchen Schutzes, wenn sie nicht, wie an manchen Orten, vor-
ziehen wollen, am Feuer zu liegen. Unter solchen Umständen
würde ein Zuströmen der Bodenluft in diese Hütten ganz vorwiegend zu denken sein und trotzdem findet man in dieser Gegend
gerade einen besonders gut genährten und vergleichsweise
kräftigen Menschenschlag, mit einem sehr viel geringeren Pro-
zentsatz Milztumoren, wie im Finschhafener Bezirk, wo die
Pfahlkonstruktionen vorherrschend sind (siehe darüber Kapitel
Milztumor). Dass die Infektionen zur Nachtzeit durch das Einströmen der Bodenluft in die Wohnungen zu stande kommen,
bedarf also immerhin noch zum wenigsten der weiteren Untersuchung und Bestätigung. Ein Faktum scheint noch am meisten
für diese Annahme zu sprechen, nämlich der Umstand, dass die
auf den Schiffen wohnenden (d. i. schlafenden), aber mit Land-
dienst beschäftigten Personen sehr viel seltener erkranken als
die an Land wohnenden; nach meinen Beobachtungen gestaltete
sich dieses Verhältnis ungefähr wie $1 : 3$; jedenfalls habe ich
daraus schliessen müssen, dass die auf den Schiffen stationierten
Personen sich zur Nachtzeit unter anderen und zwar günstigeren
Bedingungen befunden haben müssen, als die an Land wohnenden.

Welche Abhängigkeit zeigen die Infektionsbedingungen von der Jahreszeit? Die Jahreszeit ist das Produkt
des Zusammentreffens verschiedener meteorologischer Faktoren;
sofern den letzteren ein Einfluss auf das Gedeihen oder Nicht-
gedeihen der Malariakeime zufällt, werden die Erkrankungen zu
verschiedenen Zeiten des Jahres in verschiedener Intensität auf-

treten; sofern weiterhin die beeinflussenden meteorologischen Faktoren mit einer gewissen Regelmässigkeit im Jahre wiederkehren, wird auch bei den Erkrankungen eine konstant sich wiederholende Jahreskurve zu erwarten sein.

Man spricht in den Tropen von einer trockenen und einer Regenzeit, oder von einer kühleren und einer Regenzeit; diese Gegenüberstellungen sind nicht ganz korrekt. Unter dem 7° südlicher Breite gab es eine trockene und zugleich heissere und andrerseits eine feuchte und zugleich kühlere Jahreszeit (Trocken- und Regenzeit) und, was für unsere Verhältnisse von ebenfalls grosser Wichtigkeit ist, zwischen beiden mehr oder weniger ausgedehnte Übergangszeiten.

Der Luftdruck war stets nur geringen Schwankungen unterworfen, bewegte sich im Allgemeinen einige Millimeter oberhalb oder unterhalb 760 mm; ebenso wenig traten Temperaturdifferenzen von solcher Grösse innerhalb der einzelnen Monate zu Tage, dass man daraus irgend welche Schlüsse zu ziehen sich berechtigt ansehen könnte. Die Temperaturmaxima und -minima im Monat zeigten eine äusserste sich ziemlich konstant bleibende Differenz von 9°—13°; höchste Temperatur in der ausgesprochensten Trockenzeit (Januar 87) war 34,1°; höchste in der ausgesprochensten Regenzeit (August 87) 31,3°; die niedrigste Temperatur in diesen Monaten 20,5° und 20,7°. Es waren jedenfalls während des ganzen Jahres diejenigen Temperaturen vorhanden, welche der Entwickelung des Malariavirus sonst förderlich zu sein pflegen (20° und mehr, nach Tomasi-Crudeli).

Die am meisten zu Tage tretenden Schwankungen zeigten die Niederschläge; und hier galt es, aus den vorhandenen Zahlen einen gesetzmäfsigen Zusammenhang herauszufinden.

Aus der **Taf. IX** ist zunächst ersichtlich, dass die Regenmengen derselben Monate in zwei aufeinander folgenden Jahren nicht ganz gleiche waren; so fiel die grösste Regenzeit im Jahre 86 auf den Juli, im Jahre 87 auf den August; aber im Allgemeinen fielen die Hauptregenmengen doch in die Zeit von Juni bis September, während die Monate Dezember bis März die trockenste Jahreszeit darstellten. Lässt man mit der Kurve der monatlichen Regenmengen eine Kurve der monatlichen Erkrankungen in Prozenten parallel laufen, so springt ein Verhältnis sofort in die Augen, d. i. das Zusammenfallen der beobachteten niedrigsten Erkrankungen mit der beobachteten höchsten Regenmenge im August 87; annähernd bringt sich ein gleiches Verhältnis für den ausgesprochensten Regenmonat des Jahres 86 (Juli) zum Ausdruck; es zeigt sich auch, dass ein plötzliches Abfallen der Erkrankungen im Februar 87 mit einer plötzlichen Vermehrung der Niederschläge (von 19 auf 226 mm) im Zusammenhang steht; ebenso sieht man mit dem allmähligen Ansteigen der Regenmengen von Juni bis August 87 ein allmähliges Abfallen der Erkrankungskurve parallel gehn.

Aus allem dem dürfte das alte Gesetz wohl seine Bestätigung finden, dass grosse Regenmengen die Entwickelung des Malariavirus hemmen.

Schwieriger ist es, ein solches gesetzmäfsiges Verhalten für die trockenen Monate zu erkennen. Im Jahre 86/87 zeigt sich mit beginnender Trockenzeit im Oktober ein auffallendes Steigen der Erkrankungen; der Beginn der Trockenzeit im nächstfolgenden Jahre (87/88), ebenfalls Dezember, mit annähernd denselben Niederschlägen (dort 64 mm bei 16 Regentagen, hier 58 mm bei 13 Regentagen), lässt in dieser Beziehung aber vollständig im Stich, da hier die Erkrankungsziffern gerade sehr niedrige sind (dort 64%, hier 30%).

Für die Trockenzeit 85/86 liegen meteorologische Daten nicht vor, doch weiss ich aus den Notierungen, welche ich mir gemacht habe, dass die Monate Anfang Februar bis Anfang Mai 86 den Charakter einer ausgesprochenen Trockenzeit trugen, während dann im Monat Mai die Regenzeit einsetzte. Die in die Mitte der Trockenzeit fallenden Monate März und April zeigen auffallend niedrige Erkrankungsziffern; das zusammen gehalten mit den Beobachtungen der Trockenzeit des 3. Jahres 87/88 würde dazu· angethan sein, ebenfalls zur Bestätigung des alten Satzes zu dienen, dass ganz trockene Monate ebenfalls auf die Abnahme der Erkrankungen Einfluss haben, freilich nicht einen so ausgesprochenen wie ganz nasse Monate.

Die Trockenzeit 86/87 bildete demnach wahrscheinlich eine Ausnahme, für deren Erkenntnis die Gründe zunächst ganz fehlen; es mag sein, dass die im Februar 87 in die Trockenmonate eingeschobene Regenmenge von 226 mm wie eine kleine Regenzeit für sich wirkte, nach deren Aufhören die Erkrankungen wieder häufiger wurden. Es mag sich aber während dieser Zeit überhaupt um eine aussergewöhnliche Steigerung der Infektionsbedingungen gehandelt haben, wie solche in

Malaria-Gegenden ohne Veränderung der meteorologischen Bedingungen gelegentlich in bisher unerklärter Weise vorkommen. Die Anzahl der Regentage im Monate läuft der Menge der monatlichen Niederschläge annähernd parallel. Ob etwa die einzelnen Regengüsse im Monat und die Bedingungen, unter welchen sie fallen, ob zur Tages- oder Nachtzeit etc. von Bedeutung für die in Rede stehende Frage sind, ist aus der Tabelle nicht ersichtlich. Eine solche Beobachtung hätte es mit überaus kleinen Zeiträumen zu thun und benötigte eines sorgfältigst eingerichteten Beobachtungsapparates.

Es bleibt noch übrig zu erörtern, welche Bedeutung dem Winde beziehungsweise der Windrichtung bei dem Zustandekommen der Malaria-Infektion zuzuschreiben ist. Einer alten Anschauung zufolge vermag das Malariavirus über eine bestimmte Höhe über den Erdboden sich nicht zu erheben; desshalb auch die Vorschrift, Häuser auf $1^1/_2$ m hohe Pfähle zu setzen, in den II. Stockwerken zu übernächtigen etc.; andrerseits aber wird wiederum angenommen, dass die Malaria-Keime meilenweit mit den Winden fortgerissen werden und so neue Infektionsheerde bilden, alte ihrer Keime berauben könnten. Mir ist es immer unfassbar gewesen, wie die Malaria-Keime, welche doch nicht anders als feinste Partikelchen zu denken sind, einmal in der Luft befindlich, nicht ebenso hin und her bewegt werden sollten wie jedes feine Stäubchen sonst; ich habe daher auch nie anders als an die Ubiquität des Malariavirus in einer Malaria-Gegend glauben können; dem steht natürlich nicht entgegen, dass sich die Keime nicht irgendwo in ganz besonderer Häufigkeit deponieren, beziehungsweise irgendwo nicht ganz besonders wirksam werden könnten. Winde kommen in den Tropen hauptsächlich in Betracht als die Träger von Regen oder Sonnenschein; doch sofern die Windbewegung von der See herkommt, wird sie auf die Küste reinigend wirken, sofern sie seewärts geht (also stets die Nachtwinde) wird sie die Siedelungen der Menschen an der Küste auch mit Keimen aus dem Urwalde des Landes besäen können.

Wie wirken individuelle Verhältnisse auf das Zustandekommen von Infektionen? Wenn man von allen klimatischen Faktoren im weitesten Sinne absieht, so bleibt für die Erörterung der ätiologischen Seite der Malaria noch das breite Feld übrig, · welches unter dem Begriffe der individuellen Verhältnisse zusammengefasst werden kann. Hierher gehört also Alles, was dem Menschen nach Rasse, Geschlecht, Konstitution, Lebensgewohnheiten etc. eigentümlich ist, was, sofern es sich bei jedem Menschen in verschiedener, individueller Weise vorfindet, auch für jedes Individuum in verschiedener Weise im ätiologischen Sinne mitwirken kann.

Bei weitem die grösste Beachtung verdient hier die Wohnung des Menschen; wie dieselbe möglicherweise die Malaria-Keime aus dem Boden emporzuheben, in sich hineinzuziehen und in die gefahrbringende Nähe des Menschen zu bringen vermag, ist bereits hervorgehoben worden; es kommt jetzt darauf an, diejenigen Gesichtspunkte herauszufinden, welche, der Wohnung als solcher anhaftend, von Einfluss auf die in Rede stehende Frage sein könnten: da der Mensch in seiner Wohnung sich fast die Hälfte von 24 Stunden aufhält, so müssten die Infektionsbedingungen, welche der Wohnung etwa anhaften, ganz besonders in Wirkung treten können. Ich habe in Finschhafen der Wohnungsfrage alle Aufmerksamkeit entgegen gebracht und beobachtet, dass die Häufigkeit der Erkrankungen in den verschiedenen Wohnungen eine so ungleich verschiedene war, dass man dieses Verhältnis nicht als ein bloss zufälliges ansehen konnte. Wenn — um ein Beispiel anzuführen — an den monatlichen Erkrankungen in dem einen Hause 1,6, in dem anderen 8,9 Personen teilnehmen (beides auf Grund einer halbjährlichen Beobachtung auf die Zahl von 10 Hauseinwohnern berechnet), so war man doch sehr versucht, die Ursachen für dieses auffällige Verhältnis in der Wohnung selbst zu suchen.

Beide Häuser waren im Allgemeinen nach den gleichen Prinzipien konstruiert; sie unterschieden sich aber dadurch sehr wesentlich, dass das eine Haus bei 9,0 × 6,0 m in 3, während das andere bei 12,5 × 2,5 m in 10 Zimmer geteilt war, das letztere mithin pro Zimmer nur 3½ m Quadratfläche darbot. Ich kann nun nicht anders als annehmen, dass die Baupläne nicht mit der genügenden Sorgfalt geprüft worden waren; denn es wäre ja ganz absurd, einem Menschen in den Tropen zumuthen zu wollen, in derartigen Puppenstuben zu leben; aber auch nachdem je 2 dieser Zimmer zu einem vereinigt worden waren, blieb der Raum, welcher jetzt mit ca. 6 m Quadratfläche der Person zu Gebote stand, noch immerhin ein recht beschränkter.

Wie in engen Wohnungen, so war auch in Zelten, welche längere Zeit als Wohnung dienten, die Häufigkeit der Erkrankungen eine sehr auffallende. Ein älterer Mann, welcher mehrere Monate in Finschhafen gelebt hatte, ohne am Fieber zu erkranken, wurde fast mit dem Augenblicke krank, wo er ein Zelt zu beziehen sich genötigt sah und fiel seitdem von Fieber zu Fieber. 2 Missionare, welche sich in Zelten einquartiert hatten, fielen den schwersten Fiebererkrankungen anheim und das änderte sich erst, als sie in die Lage gekommen waren, ein geräumiges, luftiges Haus zu beziehen. Die Zahl solcher Beispiele liesse sich vergrössern; sie haben mir die Überzeugung beigebracht, dass enge, ungenügende Wohnräume dem Zustandekommen der Infektionen förderlich sind.[1] Man fragt sich nun, worin die Schädlichkeiten solcher Wohnungen bestehen; es liesse sich doch, so sollte man meinen, auch in engen Wohnräumen durch permanentes Offenhalten von Fenstern und Thüren ein solcher Grad von Ventilation erzielen, dass für den darin wohnenden Menschen jedenfalls das erforderliche Quantum von Sauerstoff vorhanden sein dürfte. Nichts desto weniger musste es in diesen Wohnräumen zu einer Art Stagnation der Luft kommen, was mir daraus hervorging, dass sich hier allenthalben Schimmelpilze in grösster Zahl vorfanden. Die Verhält-

---

[1] In welcher Weise die Malariakrankheiten von der Wohnung abhängig zu machen sind, wurde mir auch aus der Dissertationsschrift von Schneller (33) ersichtlich. In derselben befinden sich statistische Daten über die Morbidität an Malaria in den Kasernements Ingolstadt und Germersheim während einer grossen Reihe von Jahren; in beiden Statistiken findet sich eine fast plötzliche, sehr auffällige Abnahme der $^0/_0$ Erkrankungsziffern; und man erfährt, dass dieselbe im engsten Zusammenhange steht mit der Belegung neuer Kasernementsgebäude.

nisse brachten es mit sich, dass zudem für die erforderliche Rein-
haltung dieser eng angelegten Wohnungen in genügender Weise
nicht gesorgt werden konnte; es fehlte an dem erforderlichen
Bettzeug; durchfeuchtete Kleider hingen an den Wänden, Stiefel
und anderer Kram lagen in den Ecken umher und schimmelten;
dazu kam, dass in solchen Häusern alltäglich beinahe 1 Person,
öfter mehrere, einmal alle 6 darin wohnenden Personen zu
gleicher Zeit vom Fieber befallen wurden, dass diese Kranken er-
brachen, schwitzten, Durchfälle hatten, dass sie in Energielosig-
keit und Stumpfsinn verfielen und es auch ihrerseits unterliessen,
zu der thunlichsten Aufbesserung solcher Verhältnisse ihren Teil
beizutragen. Was Wunder, wenn sich solche Behausungen schon
dem blossen Geruche nach als stickige Pestlöcher darstellten!
Es gab dort 2 Häuser, welche mir stets als eine absolut
unfehlbare Infektionsquelle imponierten, da jeder
Mensch, welcher mit ihnen in Berührung kam, ausnahmslos vom Fieber ergriffen wurde; im Interesse dieser
Frage habe ich stets bedauert, dass der eine einzige Europäer,
welcher bei 26monatlichem Aufenthalt in Finschhafen an der
Malaria nicht erkrankte, die eine dieser Wohnungen nicht zeitweise bezogen hatte.

Hierher gehört auch die Beobachtung, dass manche Ein-
geborenendörfer sehr hohe Erkrankungsziffern aufzuweisen haben,
gegenüber andern Dörfern, wo die Erkrankungen seltener waren;
Dorfplatz und Häuser machten dann auch einen sehr verschiedenen Eindruck: in dem einen Falle sauber gehaltene
Dorfplätze, grosse saubere Häuser, in dem andern das reine
Gegenteil.[1])

---

[1]) Die Behausungen der Eingeborenen sind im Allgemeinen
keineswegs geräumig zu nennen; wenn darin dennoch 1 Dutzend
ungewaschene Papuas ungestraft zusammenliegen können, so hat das
seinen Grund vorzugsweise in der grösseren Reinlichkeit derselben
trotz (oder vielleicht gerade auch wegen) der permanent räucherigen
Atmosphäre, welche sich darin vorfindet und trotz der mangelnden
Anwendung von Seife und Scheuerbürste; dieselben sind aber desshalb
reinlicher im hygienischen Sinne, weil ihnen nichts anklebt, was die

Ich glaube nach Allem dem, dass für die Ätiologie der Malaria der Wohnung eine ganz besondere Bedeutung beizumessen ist: enge, unsaubere Wohnräume mit Schimmelpilzen befördern das Zustandekommen der Malaria-Infektion, geräumige und auch sonst allen Anforderungen der Hygiene entsprechende, schliessen die Möglichkeit der Infektion nicht aus, verringern sie jedoch. Die Wohnung würde also darnach in einem Fieberlande zum lokalen Infektionsherd werden können, ein Verhältnis, welches neuerdings auch von Kelsch und Kiener (19) hervorgehoben wird.

Auch der Lebensweise und Beschäftigung kommt ein individueller Anteil an dem Zustandekommen der Malaria-Infektionen zu. Es kann selbstverständlich keine Rede davon sein, dass hierher gehörende Momente, wie Arbeiten in der Sonne oder im Wasser, Alkoholmissbrauch und Excesse anderer Art, körperliche Strapazen oder anstrengende Arbeit am Schreibtisch, eine gute oder schlechte Tischkost Malaria zu erzeugen vermöchten. Das sind aber alles zweifelsohne begünstigende Momente für das Entstehen der Krankheit, beziehungsweise für das Manifestwerden derselben. Dass ein Mensch, welcher in einer Malaria-Gegend lebt, als Ausnahme überhaupt nicht erkrankt oder der Erkrankung seltener anheimfällt als die Mehrzahl, kann unter Ausschluss näher liegender Momente doch nur dadurch erklärt werden, dass er den Infektionsbedingungen gegenüber eine grössere individuelle Widerstandsfähigkeit besitzt.

Der bereits mehrfach erwähnte Herr, welcher nicht an der Malaria erkrankte, erfreute sich eines ganz aussergewöhnlichen körperlichen Wohlbefindens; er kam in seinem Körpergewicht zwar ebenfalls wie alle Europäer herunter, erhielt sich aber fortdauernd sein blühendes Aussehen und die Kraft seiner Muskulatur; ihm waren in dieser Beziehung nur wenige andere ähnlich; aber auch bei diesen war eine

---

enge Wohnung des Europäers zu einer ungesunden macht, schmutzige Wolldecken, ungelüftete Matratzen, schweissige Hemden, schimmelige Stiefel u. a. m.

grössere Widerstandsfähigkeit insofern nicht zu verkennen, als sie,
die vollblütigeren Individuen seltener erkrankten oder um ihren Gesundheitszustand wieder zu erlangen, weniger andauernder Chininkuren bedurften.

Was man da etwa auf Rechnung einer verminderten individuellen Disposition setzen wollte, geht wohl zum grössten Teil
in dem Begriff „besserer Ernährungszustand" auf. Es ist sehr
wohl denkbar, dass vollblütige Individuen die in den
Körper hinein gelangenden Parasiten vermöge ihrer
besseren Blutbeschaffenheit ganz oder wenigstens soweit zu eleminiren vermögen, dass es bei ihnen zu
Fieberausbrüchen nicht kommt; gehen doch Anämie und
Malaria-Krankheiten oftmals einander so parallel, dass die Heilung
der letzteren mit der Bekämpfung der Anämie annähernd zusammenfällt. In dieser Beziehung bewegt sich der Mensch in der
Malaria-Gegend in einem ewigen circulus vitiosus, indem jede
Malaria-Erkrankung eine grössere Anämie setzt und jede Anämie
wiederum die Veranlassung zu neuen Malaria-Erkrankungen wird.
Insofern die erfolgreiche Bekämpfung anämischer Zustände bezw.
der Schutz gegen solche vorzugsweise durch ein entsprechendes
Ernährungsregime bewirkt wird, werden mangelhafte Ernährung und ungenügende Kost einen sehr grossen
Anteil an der Infektionsfrage haben können.[1]) In Kaiser
Wilhelms-Land lagen die Verhältnisse in dieser Beziehung sehr
ungünstig, da Wild nicht existierte und auch die Schweinezucht

---

[1]) Mit mir ganz übereinstimmend spricht sich Martin (32) aus,
wenn er pag. 15 sagt: „Auch der Ernährung ist als eines ganz erheblichen Faktors bei der Infektion durch Malaria zu gedenken, da sowohl
der Mangel an Nahrung wie eine geringe Qualität derselben die Geneigtheit zum Befallenwerden erhöhen. Häufig suchen europäische
Neulinge ihre Befriedigung im Ersparen kleiner Summen auf Kosten
ihres Tisches und leben dann nur von Reis und gesalzenen Fischen,
ohne Fleisch und Genussmittel. Immunität wird in solchen Fällen nie
gewonnen, wohl aber zwingen ernstliche Malaria-Affektionen den an
unpassender Stelle Sparenden zur Verausgabung seiner geringen Schätze
für eine absolut nötige Reise nach Europa behufs Wiederherstellung
seiner oft für immer geschädigten Gesundheit."

der Eingeborenen einen so geringen Umfang hatte, dass man von dieser Seite gar keine Unterstützung erwarten konnte; so war man denn monatelang auf das ewige Einerlei der geschmacklosen Konservenkost angewiesen und auch späterhin, als mit Aufbietung grosser Opfer der Anfang zu einer Viehzucht gemacht war, wurde frisches Fleisch nur 1—2mal in der Woche auf dem Tische gesehen. Von einer Krankenkost konnte aus diesen und mancherlei anderen Gründen erst recht nicht die Rede sein; und wenn man sah, wie weder Gesunde noch Rekonvalescenten von ihren Mahlzeiten befriedigt wurden, so konnte man sich — das zusammengehalten mit den häufigen Erkrankungen, welchen alle Personen ausgesetzt waren — über bleiche Wangen und hohle Augen nicht wundern. Da man es hier mit höchst schwierigen Anfangsverhältnissen zu thun hatte, so war Abhülfe nicht leicht zu schaffen; ich bin aber der festen Überzeugung, dass, wenn, wie nach Analogie anderer Tropenkolonien zu hoffen ist, auch die Gesundheitsverhältnisse in Kaiser Wilhelms-Land sich günstiger gestalten werden, das neben der Sorge für gute Wohnung vorzugsweise der Hebung der Ernährungsbedingungen zuzuschreiben sein wird. Ich glaube auch dass alle Massenerkrankungen an Malaria, wie solche bei Gelegenheit von Eisenbahn-, Kanal-Bauten etc. vorkommen, nicht sowohl aus einer besonderen Anhäufung des Malariavirus in solchen Gegenden als vielmehr zum grössten Teil aus mangelhaften Wohnungs- und Ernährungsbedingungen zu erklären sind.

Strapazen, Excesse etc. setzen die Widerstandsfähigkeit des Körpers, besonders diejenige eines ungenügend genährten Körpers selbstverständlich des weiteren herab und erhöhen dadurch die Empfänglichkeit für das Malariavirus. Häufiger aber noch sind sie die Veranlassung, dass eine schon bestehende, latente Infektion manifestiert wird. Ich sah Fieberanfälle sich anschliessen an anstrengende, körperliche oder geistige Thätigkeit, an durchwachte oder durchkneipte Nächte, an Gemütsbewegungen, Menstruation, kurz an alle möglichen aussergewöhnlichen Einwirkungen; eine sonst unbedeutende Erkältung, ein Schnupfen, ein einfaches kaltes Bad, die Veränderung des Aufenthalts, eine Seereise etc. bewirkten bei einem bereits infizierten Menschen den Ausbruch einer Fieberattacke. Die irgendwo gegebene Notiz, dass in einer Malaria-Gegend ein Mensch, um einen Fieberparoxysmus zu erzielen, sich nur für 1 Stunde der Einwirkung der brennenden Mittagssonne auszusetzen brauchte, erscheint mir durchaus glaubwürdig. Sehr bemerkenswert war mir die Beobachtung, dass die aus dem Bismarck-Archipel nach Finschhafen eingeführten Arbeiter in den ersten Tagen nach ihrer Landung, oft bereits auf dem Schiffe während ihrer Überführung in grosser Zahl am Fieber erkrankten, was doch nur mit der Annahme zu erklären war, dass sie bereits in ihrer Heimat infiziert gewesen waren, wofür unter anderem die Häufigkeit der bei ihnen konstatierten Milztumoren sprach; in derselben Weise sind die Erkrankungen mitten auf hoher See bei solchen Personen zu erklären, welche aus Malaria-Gegenden kommen. Alle, welche sich aus Kaiser Wilhelms-Land auf die Reise nach der Heimat begaben, recidivierten, so viel mir bekannt ist, ausnahmslos während der Überfahrt.

Dass der Kleidung ein nennenswerter Einfluss auf das Zustandekommen der Infektionen zuzuschreiben ist, möchte ich nicht annehmen. „Hie Wolle, hie Baumwolle“ ist auch in den Tropen die moderne Losung geworden. Ich will die Bedeutung einer zweckmäfsigen Kleidung für die Tropen keineswegs in Abrede stellen, glaube aber, dass dieselbe auf einem ganz anderen Gebiete zu suchen ist. Nur in sofern die Kleidung Erkältungen zu begünstigen oder zu verhüten im Stande ist, würde ihr ein Wert für die in Rede stehende Frage zuerkannt werden können.

Unter der Rubrik der „individuellen Disposition“ ist als wirksamer Faktor noch das Bestehen bezw. Bestandenhaben anderer Krankheiten abzuhandeln. Vor allem sind es die Malaria-Krankheiten selbst, welche den Grund zu immer sich folgenden neuen Malaria-Krankheiten legen. Was in dem gegebenen Falle als Recidiv oder was als Neuinfektion anzusehen ist, lässt sich schlechterdings gar nicht aus einander halten; denn wir wissen eben, dass Recidive nach mehrmonatlichen und jährlichen Zwischenräumen sich noch einzustellen vermögen. Nächstdem muss allen anämischen und nervös beanlagten Menschen eine gewisse Disposition für die Malaria zuerkannt werden. In diesem Sinne würden auch Phtise und andere konsumierende Krankheiten das Zustandekommen der Malaria begünstigen können; meine Erfahrung stützt sich nur auf einen einzigen Fall von Phtisis pulmonum und einen andern von carcinoma hepatis, deren Träger recht häufig erkrankten.[1]

Das Alter der Individuen ist ebenfalls nicht gleichgültig für die Infektionsfrage. Das Kindes- und jugendliche Alter bis zum 35. Jahre etwa stellt das grösste Kontingent, im gereiften Mannesalter werden die Erkrankungen seltener; Greise zeigen die geringste Disposition, werden aber durch die einmalige Krankheit in weit höherem Grade gefährdet (Debilität).

Rücksichtlich des Geschlechts, so ist von besonderem Interesse die Beobachtung der Thatsache, dass Frauen seltener erkranken als Männer; gerade bei anämischen Frauen[2] habe ich zu meinem Erstaunen die Erkrankungen, welche anfangs mit grosser Häufigkeit wiederkehrten, sich späterhin beschränken sehen; das steht so wenig im Einklang mit der an anämischen Männern gemachten Beobachtung, dass ich es nicht für ganz unberechtigt halte, die Frage aufzuwerfen, ob nicht dem Vor-

---

[1] Ob ein Antagonismus zwischen Phtise und Malaria besteht, so dass die eine Erkrankung die Entstehung der andern hinten anhält, erscheint mir zunächst noch als ganz offene Frage. Martin (Sumatra) berichtet auf der 62. Vers. deutsch. Naturforsch. und Ärzte (Sekt. 25) von Lungenkrankheiten in Malaria-Gegenden, welche im Symptomenbilde mit der Phtise die grösste Ähnlichkeit haben, von der Malaria-Infektion abhängig zu machen sind, aber keine Tuberkelbacillen aufweisen.

[2] In dieser Richtung stand mir freilich ein sehr geringes Beobachtungsmaterial zu Gebote.

gange der Menstruation etwa hier eine gewisse Einwirkung zugeschrieben werden sollte. Mag doch durch den Menstrualfluss der Stoffwechsel, bezw. die Blutbildung eine besonders günstige Anregung erfahren.

Es bleibt endlich übrig zu erörtern, inwiefern die Rasse bei dem Zustandekommen von Malaria-Infektionen von Bedeutung ist. Ohne Zweifel wird man bei der in tropische Klimate zugewanderten Rasse, d. i. also zumeist dem Europäer, die grösste Disposition für Malaria-Erkrankungen voraussetzen müssen, aus dem Grunde, weil hier ja auch schon andere klimatische Faktoren, zunächst ganz abgesehen von der Malaria, auf den Körper schwächend einwirken. Angehörige von Rassen, welche in anderen tropischen oder auch nur subtropischen Ländern heimisch sind, würden dagegen eine grössere Akklimatisationsfähigkeit, wie für das Klima überhaupt, so auch für die Malaria bekunden müssen. Die Autochtonen eines tropischen Malaria-Gebietes endlich müssten malariafest sein.

Diese 3 Kategorien wurden in Finschhafen repräsentiert durch die Europäer, Malayen und Melanesier (Papuas). Wenn man die Erkrankungen dieser Rassen gesondert für sich betrachten will, so ist nicht unberücksichtigt zu lassen, dass die Angehörigen jeder derselben unter ganz verschiedenen äusseren Bedingungen lebten. Die auch noch so ungünstigen Lebensbedingungen der Europäer waren immerhin glänzende zu nennen gegenüber denjenigen der beiden farbigen Rassen; würden die Europäer annähernd so zu wohnen, zu schlafen, zu essen und zu trinken genötigt gewesen sein, wie diese es gewohnt sind, so würden sie wahrscheinlich bis auf den letzten Mann vom Fieber vernichtet sein. Wenn daher trotz dieser günstigeren äusseren Verhältnisse der Europäer, die Erkrankungen dieser denjenigen der farbigen Rassen auch nur gleichkamen, so bekundete das bereits eine überwiegende Prädisposition der Erkrankungen für die kaukasische Rasse; denn Malayen und Papuas würden, unter europäischen Bedingungen lebend, voraussichtlich nicht so oft erkrankt sein.

Es ist auch nicht zu übersehen, dass die Europäer bei ihren Erkrankungen gewöhnlich energischere Kuren in Anwendung brachten, als die Angehörigen der farbigen Rassen. So entfielen von den 3529 g Chinin, welche in dem Jahre März 87/Februar 88 auf der Station Finschhafen journalmäſsig verbraucht wurden, allein 2209 g auf die Europäer, wiewohl sie nur ca. $^{1}/_{3}$ der Gesamtheit des Kopfbestandes ausmachten. Es kommt ferner darauf an, unter welchen Formen, ob leichteren oder schwereren, die Angehörigen der verschiedenen Rassen erkranken, und in welchem Grade sie schliesslich in ihrem gesundheitlichen Befinden Schaden erleiden oder nicht; und da tritt nicht nur ein bemerkenswerter Unterschied zwischen der kaukasischen und den farbigen Rassen, sondern auch ein solcher zwischen den farbigen Rassen unter einander zu Tage:

In Kaiser Wilhelms-Land waren schwerere gesundheitliche Störungen, wie chronische Anämien, nervöse Zustände, Milztumoren, Ernährungsstörungen die häufige Folge der Malaria-Erkrankung der Europäer; die Malayen begnügten sich mit Milztumoren und gelegentlichem Ascites, erhielten sich aber trotzdem merkwürdigerweise eine gewisse körperliche Frische. Die aus dem Bismarck-Archipel importierten Melanesier wurden durch ihre Fieber am wenigsten behelligt; sie lagen 1—2 Tage, gelegentlich auch länger in ihren Wolldecken zusammengekauert, fieberten ab, erhielten einen Schluck der stets bereiten Chininlösung und liefen dann vergnügt zu ihren Kameraden, froh, dem Hospitalzwange entronnen zu sein. Ebenso bekundeten die Melanesier eine geringere Neigung zu den schweren Formen der Malaria; die perniciösen Formen der Malaria biliosa und comatosa entfielen ausnahmslos auf Europäer und Malayen. Todesfälle unter dem freilich jugendlichen papuanischen Arbeiterpersonal der Station Finschhafen kamen überhaupt nicht vor, während in der März 87/Februar 88-Statistik Europäer 9,0%, Malayen 14,0% Mortalität aufwiesen.

Wenn somit der eingeborenen Landesbevölkerung eine geringere Disposition für Malaria-Krankheiten im

Allgemeinen zuerkannt werden muss, so ist doch von einer auch nur annähernden Immunität gegen diese Erkrankungen bei ihr auch nicht im Entferntesten die Rede. Kamen unter den importierten Leuten aus dem Bismarck-Archipel auch keine Todesfälle vor, so habe ich oft genug Gelegenheit gehabt, Papuas in unsern Nachbardörfern am Malaria-Fieber wegsterben zu sehen; es gab eine Zeit, wo die Erkrankungen unter den Eingeborenen unserer Nachbarschaft sogar in so grosser Zahl und Heftigkeit auftraten, dass in manchen Dörfern die Bewohner fast dezimiert wurden.

In welchem Grade die Eingeborenenbevölkerung der Malaria-Erkrankung ausgesetzt ist, kann aber am deutlichsten aus der frappanten Thatsache geschlossen werden, dass an manchen Orten nahezu die Hälfte der Eingeborenen an grossen palpablen Milztumoren leidet, worüber ich mich in dem Kapitel Milztumor pag. 101 bereits ausgesprochen habe. Es ist wohl auch nicht ohne einen kausalen Zusammenhang, dass die Eingeborenenbevölkerung von Kaiser Wilhelms-Land, soweit es sich wenigstens um die bisher bekannten Küstenplätze handelt, spärlich ist und bezüglich ihres Körperbaues durchaus nur das Prädikat „dürftig" verdient.

Diese Erwägungen vorausgeschickt, so bleibt noch übrig, die Disposition der verschiedenen Rassen an der Hand einer statistischen Zusammenstellung zu prüfen.

Ich habe mich bemüht, eine solche für den Zeitraum eines, bezw. von $1^1/_2$ Jahren, in Finschhafen zusammen zu bringen und die so gewonnenen Daten (der *Tabelle C*) in der *Tafel IX* durch Kurven zu veranschaulichen. Ich verfuhr derart, dass ich die wahren Kopfbestände am Ende eines jeden Monats aus Zu- und Abgängen berechnete, und zwar gesondert für Europäer, Malayen, Melanesiern; dass ich dann weiterhin damit parallel laufen liess, sowohl die Zahl der Fiebererkrankungen in Prozenten, als auch die Zahl der an diesen Erkrankungen beteiligten Personen in Prozenten — also die Recidive einer Person im Monat ausser Acht lassend — für jede der Rassen und für alle zusammen genommen; die fett gedruckten Prozentzahlen bringen demnach Monats-Erkrankungen unter Zugrundelegung der denkbar günstigsten Auffassung, zum Ausdruck.

Tabelle C.

			1887										1888	
			März	April	Mai	Juni	Juli	August	Septbr.	Oktbr.	Novbr.	Dezbr.	Januar	Febr.
Zur Gesammtkopfzahl	Beobachtete Fieberfälle {	Bestand:	(167)	(139)	(106)	(105)	(92)	(98)	(107)	(99)	(271)	(276)	(245)	(236)
		in Zahlen	158	115	87	70	38	28	57	41	116	92	98	
		in %	94 %	82 %	82 %	66 %	41 %	28 %	55 %	41 %	43 %	33 %	40 %	34 %
	daran beteiligte { Personen	in Zahlen	109	81	73	57	34	26	49	38	101	85	86	
		in %	65 %	58 %	69 %	54 %	37 %	26,5 %	46 %	38 %	37 %	30 %	35 %	30 %
	journalmäss. Chininverbrauch;		479 g	434 g	376 g	307 g	150 g	124 g	222 g	174 g	346 g	331 g	357 g	229 g
	pro Person		2.8	5.3	5.1	5.4	4.4	4.5	4.5	4.6	3.4	4.0	4.1	3.2
der Europäer	Beobachtete Fieberfälle {	Bestand:	(67)	(62)	(40)	(43)	(44)	(48)	(59)	(61)	(70)	(66)	(70)	(65)
		in Zahlen	48	44	38	36	21	16	42	32	36	23	33	43
		in %	71 %	70 %	95 %	84 %	47,7 %	33,3 %	71 %	52 %	51 %	34,8 %	47 %	66 %
	daran beteiligte { Personen	in Zahlen	37	36	32	30	18	14	35	29	29	19	26	33
		in %	55 %	58 %	80 %	69 %	40,9 %	29 %	59 %	47 %	41 %	28,7 %	37 %	50,7 %
	journalmäss. Chininverbrauch;		285 g	286 g	260 g	190 g	95 g	86 g	184 g	158 g	175 g	129 g	187 g	173 g
	pro Person		7.0	8.0	8.1	6.3	5.3	6.0	5.3	5.4	6.0	6.1	7.0	5.7

Tabelle C.

			1887									1888	
			März	April	Mai	Juni	Juli	August	Septbr.	Oktbr.	Novbr.	Dezbr.	Januar	Febr.
der Malayen	Beobachtete Fieberfälle {	Bestand:	(69)	(57)	(48)	(42)	(32)	(36)	(33)	(34)	(45)	(45)	(45)	(39)
		in Zahlen	81	56	33	23	10	12	12	9	21	18	24	11
		in %	117 %	99 %	68 %	55 %	30 %	33.3 %	59 %	26 %	46 5 %	40 %	53 %	23 %
	daran beteiligte Personen {	in Zahlen	53	36	28	20	9	12	11	9	18	17	23	9
		in %	76 %	63 %	58 %	47 %	28 %	33.3 %	36 %	26 %	40 %	37.7 %	51 %	23 %
	journalmäss. Chininverbrauch;		162 g	120 g	90 g	40 g	43 g	38.2 g	36.5 g	16 g	64.5 g	90 g	86 g	18.5 g
	pro Person		3.0	3.3	3.2	2.0	4.75	3.2	3.3	1.8	3.6	5.0	3.8	2.0
der Melanesier	Beobachtete Fieberfälle {	Bestand:	(29)	(20)	(18)	(20)	(16)	(14)	(15)	(4)	(156)	(165)	(130)	(132)
		in Zahlen	26	13	15	11	7	0	3	0	59	51	41	29
		in %	89 %	65 %	83 %	55 %	44 %	0 %	20 %	0 %	38 %	30 %	31 %	22 %
	daran beteiligte Personen {	in Zahlen	17	9	12	7	7		3	0	54	49	37	29
		in %	58 %	45 %	66 %	35 %	44 %	0 %	20 %	0 %	34 %	29 %	28 %	22 %
	journalmäss. Chininverbrauch;		32 g	28 g	26 g	7 g	12 g	0 g	1 g	0 g	107 g	112 g	84 g	37.0 g
	pro Person		2 0	3.1	2.2	1.0	1.75	0	0.3	0	00	00	00	1.3

Es können nun aber auch bei der sorgfältigsten Durchführung einer solchen Statistik immer nur approximative Werte gewonnen werden. Zunächst waren die Schwankungen der Kopfbestände in den einzelnen Monaten sehr erhebliche, so dass sich z. B. die Erkrankungen der Melanesier einmal auf 4, das andere Mal auf 165 Köpfe berechneten; der monatliche Kopfbestand der Europäer zwischen 40 und 70, der gesamte Kopfbestand zwischen 92 und 276 schwankte. Bringt man weiter in Anrechnung, welchen Einfluss eine Reihe von Umständen der verschiedensten Art, auf das Zustandekommen gerade der Malaria-erkrankungen hat, so wird man den Wert der statistischen Daten, zumal solcher, welche mit vergleichsweise kleinen Zahlen rechnen, nicht zu hoch veranschlagen sollen. Nichtsdestoweniger geht auch aus dieser Statistik zur Genüge hervor, dass auch die Erkrankungen der farbigen Rassen ausserordentlich hohe sein können, so hohe, dass man in Kaiser Wilhelms-Land mit den Malaria-Erkrankungen auch des farbigen Arbeiterpersonals als mit einem praktisch sehr wichtigen Faktor zu rechnen haben wird.

Wenn ich zum Schlusse dieses Kapitels mein persönliches Glaubensbekenntnis über das Zustandekommen der Malaria-Infektion abgeben soll, so würde dasselbe so zu lauten haben: In Malaria-Gegenden, wo die Erkrankungen die unter den ver-schiedensten äusseren Bedingungen lebenden Personen annähernd in gleicher Weise betreffen, wird man wohl annehmen müssen, dass die Infektionsstoffe allenthalben und zu allen Zeiten in der Umgebung des Menschen sich befinden; dennoch müssen sich diese Stoffe an bestimmten Punkten mit Vorliebe anhäufen, wofür die nicht wegzuleugnende Thatsache spricht, dass Menschen, welche mit bestimmten Lokalitäten in Berührung kommen, aus-nahmslos und in auffallender Häufigkeit bezw. Schwere er-kranken. Zu solchen lokalen Infektionsherden sind besonders zu rechnen: unsaubere, schlecht ventilierte Wohnungen und Wohnplätze. Absolut immune Lokalitäten giebt es in einem Malaria-Lande nicht, dagegen muss sehr günstig, besonders auf kleinen unbewaldeten Inseln, gelegenen und opulent ausge-statteten Wohnplätzen und Wohnungen, sowie der Wohnung auf Schiffen eine relative Immunität zugesprochen werden. Der Lebensweise bezw. den Lebensbedingungen ist eine nur indivi-duelle Bedeutung für die Infektionsfrage zuzuschreiben, insofern dadurch die Widerstandsfähigkeit des Individuums tangiert wird. Manchen hierher gehörigen Faktoren kommt unter Umständen auch die Bedeutung zu, latente Infektionen manifest zu machen. Rasse, Alter, Geschlecht kommen für die Infektionsfrage nur in untergeordnetem Maße in Betracht. Die Abhängigkeit der Infektionen von dem Boden überhaupt, von Auflockerungen des Bodens, von den Bodenausdünstungen zur Nachtzeit etc. bleibt zunächst offene Frage; die Abhängigkeit der Infektionen von Witterung und Jahreszeit erfolgt nach den altbekannten Gesetzen; besonders haben grosse Regenmengen einen nicht zu verkennenden, herabmindernden Einfluss auf die Intensität des Malariavirus.

———

Kapitel XIII.

——

Theorie der Malaria-Infektionen.

Wenngleich die Natur des Malariavirus ausserhalb des menschlichen Körpers zunächst noch ganz unbekannt ist, so lassen doch manche Beobachtungen darauf schliessen, dass wir es hierbei nicht mit einem reinen Miasma in dem Sinne zu thun haben, wie es ältere Anschauungen lehrten, sondern zum wenigsten mit einem in gewissem Sinne kontagiösen Miasma, einem solchen, welches von einem Orte zum anderen verschleppt, sich zu reproduzieren und somit neue Infektionsherde zu schaffen vermag. Hirsch (2) führt die 2 bekannten und mehrfach citierten Beispiele an, wo in dem einen Salisbury 2 Kästchen Malaria-Boden in ein Haus bringt und dadurch die Bewohner infiziert, in einem anderen von einer Dame berichtet wird, welche in gänzlich freier Malaria-Gegend lebend, von einem aus einem Malaria - Distrikt zureisenden Herren infiziert wird.

Wenn ich in Kaiser Wilhelms-Land die Infektionen mit besonderer Häufigkeit in gewissen Wohnräumen zu stande kommen sah, so nahm ich ebenfalls an, dass das auf irgend eine Art eingeschleppte virus denselben selbst angehaftet und sich hier reproduziert habe, an den Wänden, Fussböden, Kleidungsstücken oder sonst irgendwo. Ich habe dann noch Folgendes beobachten können: meine 3 Krankenwärter, welche ich der Reihe nach hatte, erkrankten aussergewöhnlich häufig an Malaria; einer derselben (No. 32 der Tabelle A) starb an einer perniciösen Form der Malaria, trotzdem er gewissenhafte Chininkuren gebrauchte; ein anderer bekam sein erstes Fieber, nachdem er eine Nacht hindurch bei einem schwer darniederliegenden Kranken gewacht hatte. Ich sowohl als der mir bei der Sektion einer Malaria-Leiche assistierende Malaye erkrankten wenige Stunden nach Beendigung der Sektion. Die Erkrankungen bei Mann und Frau fielen sehr häufig zusammen, desgl. die Erkrankungen bei Geschwistern.[1)]

Auch über die Wege, auf welchen das Malariavirus in den Körper hineingelangt, ist Sicheres zur Zeit noch nicht bekannt. Alle neueren Beobachter neigen zu der Annahme, dass dasselbe per respirationem aufgenommen werde; es darf aber auch die Möglichkeit der Übertragung des virus per contagionem nicht ganz von der Hand gewiesen werden, seitdem Gerhard sowie Marchiafava und Celli (Sulla infezione malarica Arch. med. Vol. XII 8) positive Übertragungsversuche mit dem Blute Malariakranker an Menschen ausgeführt haben.

Einen viel sichereren Boden betritt man mit dem Augenblick, wo man das unbekannte Malariavirus in den Körper hinein gelangen lässt und dasselbe hier als den bekannten Parasiten in den roten Blutscheiben wiederfindet. Dass der Angriffspunkt

---

[1)] Diese Beispiele sind keineswegs einwandsfrei, doch bemerkenswert genug, hier erwähnt zu werden.

des Malariavirus im Körper das Blut, bezw. die Elemente des Blutes sind, ist eine für das weitere Verständniss des ganzen Krankheitsprozesses sehr wichtige Entdeckung. Schon bevor man den Vorgang der Zerstörung der roten Blutscheiben genauer studiert hatte, wusste man bereits, dass im Malaria-Fieber viel Blut verloren gehe: jedem Laien fällt das bleiche, bald mehr ins wachsfarbene, bald ins aschgraue hinüberspielende Kolorit auf, welches die Kranken nach einem Fieberanfalle darbieten. Kelsch (20) berechnete den während des Malaria-Fiebers eintretenden Verlust an zelligen Elementen des Blutes zu $^1/_5$ desselben.

Weiterhin war auch schon vor dem Bekanntwerden der neuesten Malaria-Arbeiten das Auftreten von Pigment innerhalb der Blutbahnen eine bekannte Thatsache. Durch die Untersuchungen von Golgi (5) ist dann gezeigt worden, in welcher Weise sich diese Pigmentbildung innerhalb der von den Parasiten eingenommenen roten Blutscheiben vollzieht, wie das Pigment gewissermafsen unter dem Bersten des Blutkörperchens frei in die Blutbahn gelangt und wie mit diesem Vorgange das Auftreten des Malaria-Paroxysmus zusammenfällt; wie dann das Pigment von den weissen Blutkörperchen (Phagocyten) im Sinne Metschnikoffs (31) aufgenommen und in bestimmten Organen des Körpers abgelagert wird. Als solche Ablagerungsdepots hatte schon 1874 Arnstein (21) vorzugsweise die Milz, Leber und Knochenmark bezeichnet und darauf hingewiesen, dass diese Organe gerade wegen der in ihnen stattfindenden Verlangsamung des Blutstromes zur Aufnahme des Pigments besonders geeignet erschienen. Sowohl von diesem Autor als auch von anderen [E. Neumann (22)], waren Pigmentablagerungen aber auch in anderen Organen gefunden worden, so im Hirn und in den Nieren und zwar innerhalb der Gefässkapillaren oder in der Umgebung derselben.

Nächst dem Pigment ist neuerdings dann auch die Ablagerung der Malaria-Plasmodien selbst in solchen Depôts bekannt geworden. Councilman (13) hat gezeigt, dass direkt (mittelst der Pravaz'schen Spritze 25 Mal) entnommenes Milzblut die Plasmodien ungleich reichlicher enthält, als zu gleicher Zeit entnommenes Fingerblut; derselbe äussert sich auch bezüglich dreier Fälle von perniciöser Malaria, dass er die Plasmodien besonders reichlich im Hirn angetroffen habe: „Bei einem Kranken, welcher anscheinend während des Schüttelfrostes verstarb, waren die Kapillargefässe des Hirns mit segmentierenden Formen des Malaria-Organismus ausgestopft."

Das Primäre beim Malaria-Fieber ist also stets eine mehr oder weniger ausgedehnte Zerstörung der zelligen Elemente des Blutes durch den Malaria-Parasiten; eine Hämatokytholyse, und insofern dabei Hämoglobin frei wird, auch eine Hämoglobinämie.

In dieser Beziehung nehmen aber die Malaria-Fieber keineswegs eine ganz gesonderte Stellung ein, sondern fast identische Vorgänge dürfen angenommen werden bei denjenigen Fiebern, welche durch Intoxikation mit Schwefelkohlenstoff durch Schwalbe (18) künstlich erzeugt wurden, sowie bei den Fiebern der periodischen, aus mannichfachen Ursachen auftretenden Hämoglobinurie, endlich bei fieberhaften Krankheiten überhaupt, auch ohne dass sie einen der Malaria ähnlichen Typus aufzuweisen brauchen.

Denn alle fieberhaften Krankheiten setzen einen mehr oder weniger erheblichen Verlust von zelligen Elementen des Blutes, als deren Ausdruck die Anämie in Erscheinung tritt [Naunyn (23)]. Man fragt sich dann konsequenter Weise weiter, wo denn die Zerfallsprodukte der roten Blutkörperchen bleiben? ein Teil wird, wie bereits hervorgehoben, als Pigment in den verschiedensten Organen abgelagert und daselbst noch Jahre lang nach dem Aufhören der Intermittens angetroffen; doch das gilt lediglich für die Malaria und verwandte Fieber. Jedoch wirft Naunyn (23) die Frage auf, ob nicht die in dem Urin des Fiebernden reichlicher vorhandenen Kalisalze und der vermehrte Harnfarbstoffgehalt des Urins als die Endprodukte der Umsetzung gelöster Blutkörperchen anzusehen seien.

Bekannt ist ferner die vermehrte Harnstoff-Ausscheidung

in fieberhaften Krankheiten. Für die Malaria-Fieber ist eine
solche durch die Redtenbacherschen Untersuchungen (Hertz,
Malaria-Infektion, pag. 62) zur Evidenz für das Frost- und
Hitzestadium bewiesen.

Sehr bemerkenswert ist auch die hierher gehörige Thatsache, dass die Harnstoffmenge bereits erhöht sein kann, bevor
das eigentliche Fieber in Erscheinung tritt (vermehrte antefebrile
Harnstoff-Ausscheidung), ein Verhältnis, welches ich auch für
die Malaria-Fieber vermute, das aber für diese noch zu er-
weisen bleibt.

Bei solchen Umsetzungsprozessen im Körper wird nebenbei
Wärme produziert und es entsteht die weitere Frage, ob man
das Fieber selbst etwa als den einfachen Ausdruck des erhöhten
Stoffumsatzes, der erhöhten Wärmeproduktion, gelten lassen
solle. Eine solche Hypothese wird von Vogel, Lossen (24) u. a.
vertreten; diese Autoren denken sich den zur abnormen Wärmebildung führenden gesteigerten Gewebszerfall nicht nur in dem
Blute zu stande kommend, sondern auch in einigen mit der
Wärmebildung im engsten Zusammenhange stehenden drüsigen
Organen (Milz, Leber). Nach ihnen ist also das Fieber gleich-
bedeutend mit gesteigerter Wärmeproduktion und diese wiederum
die Folge eines specifischen Reizes.

Ich möchte hier einige aus der Beobachtung der Malaria-
Fieber gewonnene Gesichtspunkte hervorheben, welche sich mit
dieser Hypothese nicht in Einklang bringen lassen:

1. Die Richtigkeit der obigen Hypothese zugegeben, so
möchte konsequenter Weise das länger dauernde oder mit besonders hohen Temperaturen einhergehende Fieber den ge-
steigerteren Gewebsumsatz voraussetzen lassen und demnach die
grössere Anämie zur Folge haben, und umgekehrt das kürzer
dauernde oder mit niedrigerer Temperatur einhergehende Fieber
auf einen geringeren Gewebszerfall schliessen lassen und von
der geringeren Anämie gefolgt sein. Ein solches Verhältnis
tritt bei den Malaria-Fiebern nicht zu Tage. Diejenigen Fieber,
bei welchen ein sehr energischer Gewebszerfall angenommen

werden musste, die Fälle der febris intermittens biliosa hämo-
globinurica zeigten bei der allerauffälligsten Anämie, welche sie
im Gefolge hatten, einen stets nur kurzen Fieberverlauf und im
Ganzen auch niedrige Temperaturen; (cf. Krankengeschichte
No. 14) und umgekehrt bewirkten die Fälle mit protrahiertem
Fieberverlauf (10—14tägig) keineswegs immer ausgesprochenere
Zustände von Anämie, als sie einfache oder wiederholte kürzere
Fieberparoxysmen machten; mit anderen Worten: es stand die
an die Malaria-Fieber anschliessende Anämie keineswegs in
direktem Verhältnis zu der Dauer oder Höhe des Fiebers.[1]

2. Denkt man sich aber die erhöhte Wärmeproduktion im
Fieber vorzugsweise in den drüsigen Organen von statten gehend,
so ist nicht recht ersichtlich, warum bei den malariainfizierten
Personen mit grossem Milztumor, in welchen doch eine solche
erhöhte Wärmebildungsquelle vorhanden sein müsste, Fieber
oft Monate lang nicht zur Beobachtung gelangen.

3. Die vermehrte antefebrile Harnstoffausscheidung (welche
ich für die Malaria-Fieber allerdings zunächst supponiere) beweist
doch, dass ein gesteigerter Gewebszerfall stattfinden kann, ohne
dass sich derselbe durch erhöhte Körpertemperatur zu mani-
festieren braucht. Doch angenommen, dass erst ein bestimmter
Höhegrad der gewebsumsetzenden Vorgänge erreicht sein müsse,
bevor die zugleich dabei produzierte Wärme messbar wird, so
wäre doch stets zu erwarten, dass das Ansteigen der Körpertemperatur allmählich erfolge und andererseits die Rückkehr zu
den normalen, Wärme bildenden Vorgängen sich auch in einem
allmählichen Heruntergehen der Körpertemperatur zum Aus-

---

[1] Die Anämie ist freilich ein Verhältnis, welches nur schätzungsweise beurteilt werden kann; viel bessere Anhaltspunkte für diese
Frage würde man gewinnen, wenn man quantitative Harnstoffbe-
stimmungen bei typischen und atypischen (protrahierten) Malaria-
Fiebern eine bestimmte Reihe von Tagen hindurch ausführen und
darnach zusehen wollte, ob dem länger dauernden oder dem mit
höheren Temperaturgraden einhergehenden Fieber auch die grössere
Harnstoffmenge entspräche.

druck bringen würde. Dem widerspricht beim typischen Malaria-Fieber durchaus das sehr plötzliche Einsetzen des Fiebers, der Anstieg von der Norm bis zu den höchsten Temperaturgraden innerhalb nur weniger Minuten und der kritische Temperaturabfall.

Rechnet man dazu die ganz unregelmäfsigen und sehr weiten Schwankungen in dem Temperaturengang einer grossen Zahl von Malaria-Fiebern (siehe die Kurven der atypischen Fieber!), so kann man sich der Ansicht nicht verschliessen, dass auch andere als rein wärmebildende Faktoren bei dem Zustandekommen des Fiebers eine Rolle spielen, und damit wird man immer wieder zur Annahme einer Störung einer centralen Wärmeregulation geführt.

Nach Naunyn (23) hat man sich das Fieber zu denken als eine Störung der normalen Regulation zwischen (vermehrter) Wärmeproduktion und (vermehrter) Wärmeabgabe, einer Regulation, welche durch die Gefässe vermittelt wird und in einer gewissen Abhängigkeit steht von den vasomotorischen Nerven bezw. den denselben vorstehenden Nervencentren, „und zwar scheint die Wärmeregulation die Funktion zu sein, die zuerst, d. h. schon bei dem niedrigsten Infektionsgrad leidet". Derselbe Autor lässt aber auch den sogenannten aseptischen, nicht von einer Infektion abhängig zu machenden Fiebern ihr Recht zu teil werden, wenn er hinweisend auf die Fieber nach Rückenmarksdurchschneidung bei Hunden (Albert), bei epileptischen Insulten, Tetanus, Katheterismus, auch bezüglich der Erkältungsfieber sich weiterhin äussert: „für viele andere der genannten Krankheiten sind die Ursachen des Fiebers noch ganz dunkel, und auch für das Infektionsfieber sind sie noch nicht klar".

Für die Erklärung des Fiebers bei der Malaria scheinen mir die Schwalbe'schen (18) Versuche eine wichtige Stellung einzunehmen, bei welchen durch Einatmen von Schwefelkohlenstoff an Kaninchen der Malaria ganz ähnliche Krankheitsbilder mit Melanämie und Melanose und mit (aseptischen) Fieberparoxysmen hervorgerufen werden konnten.

Diese Versuche, bei denen die Auflösung der roten Blutkörperchen das primäre ist, scheinen doch zu beweisen, dass auch bei den Malaria-Fiebern, wo sich gleiche Vorgänge innerhalb der Blutbahn abspielen, der Fieberreiz nicht durch die Plasmodien, als vielmehr durch den durch die Anwesenheit derselben bedingten Blutkörperchenzerfall bewirkt wird.

Damit würde man aber der Hüter'schen Hypothese, welche das Fieber im wesentlichen von Cirkulationsstörungen, von sogenannten globulösen Stasen abhängig macht, sehr nahe gebracht werden.

Nur müsste man sich die globulösen Stasen nicht in solcher Ausdehnung im Körper zu stande kommend denken, wie es Hüter (24) annimmt („die Ausschaltung zahlreicher Hautgefässe aus dem Kreislaufe mit gleichzeitiger Stauungswärme im inneren Körper"), sondern sich vielmehr vorstellen, dass durch solche an und für sich selbst unbedeutende Cirkulationsstörungen die Wärmeregulationscentren getroffen, aus dem Gleichgewicht gebracht werden.

Wie sehr das centrale Nervensystem im Fieber in Mitleidenschaft gezogen wird, zeigt sich in eklatanter Weise auch bei den Malaria-Fiebern, wo heftige Kopf- und Rückenschmerzen, neuralgische Attacken, Urindrang u. a. niemals fehlende Symptome sind.

Ich mache mir über den Gang der Malaria-Infektion beim Menschen die folgenden hypothetischen Vorstellungen:

Das Malariavirus wird von jedem Menschen, welcher in einer Malaria-Gegend lebt, je nach den Umständen, d. i. also besonders je nach der Intensität der lokalen Infektionsherde, bald in grösserer, bald in geringerer Menge in den Körper aufgenommen und cirkuliert hier im Blut, Blutkörperchen fortwährend auflösend. Damit finden Vorgänge gesteigerter Wärmebildung statt, welche sich wohl in einer mehr oder weniger gesteigerten Harnstoff-Ausscheidung nachweisen lassen würden. Mit dem Zerfall roter Blutkörperchen ist aber auch zugleich die Disposition zu Cirkulationsstörungen geschaffen, welche ebenfalls unbemerkt vorübergehen oder sich auch in einer, dann antefebrilen, Milzschwellung zum Ausdruck bringen können; indem die Milz Plasmodien und Zerfallsprodukte der Blutzellen, Pigmente, Blutkörperchentrümmer etc. in sich aufnimmt und in dem Sinne Metschnikoff's verarbeitet, fällt ihr die Rolle eines regulativen Organs zu.

So kann es beliebig lange weiter gehen, so lange der Angriff der Plasmodien auf die Blutkörperchen noch immer durch die Thätigkeit der Milz, verbunden mit neuer energischerer Blutbildung, paralysiert wird.

Dann kommt ein Zeitpunkt, wo entweder die Infektionsstoffe in gesteigerter Menge dem Körper zugeführt werden (fortdauernder Aufenthalt an einem lokalen Infektionsherde) oder wo bei gleichbleibender Infektionsintensität die Blutregeneration eine Störung erleidet und relative Anämie eintritt (infolge unzureichender Ernährung, Magen- und Darmkatarrh, Indisposition, Menstruation, Erkältungen, körperliche und geistige Strapazen) oder endlich, wo die in der Milz deponierten Plasmodien, sei es, weil diese sich nicht mehr leicht ausdehnungsfähig erweist, sei es infolge von gelegentlichen Milzkontraktionen (kaltes Bad, Chininreiz etc.) in grosser Anzahl von neuem in die Blutbahn geschwemmt werden; oder aber schliesslich, es wirken mehrere dieser Faktoren zusammen ein.

Die Folge davon ist zunächst eine absolute oder relative Steigerung der hämatokytholytischen Vorgänge in der Blutbahn (und damit oftmals — wahrscheinlich — zugleich vermehrte antefebrile Harnstoff-Ausscheidung), weiterhin aber auch eine erhöhte Disposition für Cirkulationsstörungen, welche sich an verschiedenen Teilen des Körpers bemerkt oder unbemerkt abspielen können, und, wenn sie die Wärmeregulationscentren treffen, das Fieber in Erscheinung treten lassen. Der also bereits vor dem Fieber bestehende erhöhte Stoffumsatz, die erhöhte Wärmeproduktion, kommt erst zum Ausdruck, nachdem auch das Wärmeregulationscentrum in Mitleidenschaft gezogen ist.

Das Fieber hält nun so lange an, so lange die Störungen des Wärmeregulationscentrums fortbestehen; Antipyretica wirken auf den Stoffumsatz hemmend ein und vermögen in einer Verringerung der Wärmeproduktion die Körpertemperatur vorübergehend herunter zu drücken; sie lassen aber die Cirkulationsstörungen im Bereiche des Wärmeregulationscentrums unbeeinflusst: die Temperatur steigt, nachdem die Wirkung der Antipyretica vorüber ist.

Ein spontaner Abfall des Fiebers tritt erst ein, nachdem die Cirkulationsstörungen im Bereiche der Wärmeregulationscentren beseitigt sind. Dieser Zeitpunkt fällt bei den Malaria-Fiebern gewöhnlich mit dem Moment zusammen, wo die Entwickelungsperiode einer Plasmodiengeneration ihren Abschluss erreicht: das Fieber hat einen kritischen Abfall;[1]) waren die Cirkulationsstörungen im Bereiche der Wärmeregulationscentren dagegen besonders ausgedehnte, so reicht das Unwirksamwerden der diese Störungen veranlassenden und unterhaltenden Plasmodiengeneration nicht aus, die Wärmeregulationscentren bleiben noch weiter gestört (kontinuierliches oder remittierendes Fieber) oder die Cirkulationsstörungen in denselben lösen sich allmählich: lytischer Fieberabfall; sind endlich mehrere Plasmodiengenerationen im Blute zu gleicher Zeit wirksam, von denen die eine nach der anderen in Wirksamkeit tritt, wird somit die Disposition zu Cirkulationsstörungen fortwährend, bald in geringerer, bald in grösserer Intensität unterhalten, so werden auch die Störungen im Bereiche der wärmeregulierenden Centren sehr wechselvoll beeinflusst werden: man erhält die Bilder der atypischen Fieber.

Mit Beseitigung der Wärmeregulationsstörungen treten die

---

[1]) Die am plötzlichsten gewissermafsen unter dem Finger anwachsenden Milztumoren zeigten die mit Hämoglobinurie einhergehenden Malaria-Fieber; diese hatten aber auch zugleich die kürzesten Fieberparoxysmen; sollte das nicht den Schluss rechtfertigen, dass sich in solchen Fällen Bildung und Lösung der kapillaren Stasen sehr stürmisch vollzogen hätte?

Wärmeregulatoren wieder in Kraft, gleichgültig, ob der erhöhte Stoffumsatz noch fortbesteht oder nicht.

Bleibt der Mensch in der Malaria-Gegend oder am lokalen Infektionsherd und findet unter dem Einflusse einer unzweckmäfsigen Ernährung oder eines ungenügenden Chiningebrauchs eine Wiederherstellung der früheren Blutbeschaffenheit, eine restitutio in integrum nicht statt, so bemüht sich die Milz noch fortdauernd einen Ausgleich zu übernehmen: Malaria-Anämie und Milztumor werden permanent; der letztere nimmt immer grössere Dimensionen an und schliesst die Infektionsstoffe in immer grösser werdenden Mengen in sich.

Tritt dann ein Zeitpunkt ein, wo wiederum die Bedingungen zu dem Zustandekommen eines neuen Fiebers gegeben sind, so werden jetzt auch die Bedingungen zu Cirkulationsstörungen in viel erheblicherem Mafse vorhanden sein, und da auch die Milz wegen der Grösse, welche sie inzwischen erlangt hat, die unter dem neuen Fieberanfalle entstehenden Zerfallsprodukte nicht mehr gänzlich aufzunehmen vermag, so werden sich jetzt nachweisbare schwere Cirkulationsstörungen auch in anderen Organen des Körpers etablieren können. So entstehen die mannichfachen Komplikationen des Malaria-Fiebers und die perniciösen Formen der Malaria (biliosa hämoglobinurica, comatosa etc.)

Werden die Nieren der Sitz des Cirkulationshindernisses, so äussert sich die Stauung zunächst in den glomerulis; indem Hämoglobin in die Kapseln überfiltriert, entsteht die Hämoglobinurie; in schwereren Fällen verstopft das reichlich in die Harnkanälchen gelangende Hämoglobin (bezw. auch Blut durch Ruptur von Kapillargefässen) die Harnkanälchen; oder es kommt wohl auch zur Schwellung des Nierengewebes und somit wiederum zur Kompression der Harnkanälchen; der Effekt ist dann in beiden Fällen: Hämoglobinurie mit gleichzeitiger Oligurie oder überhaupt Anurie.[1]

---

[1] Eine andere Erklärung findet die Hämoglobinurie in der Senatorschen Hypothese; nach ihm wird das in der Blutbahn bei

In gleicher Weise würde bei dem Coma das Cirkulations-
hindernis im Hirn zu suchen sein. Wenn dagegen geltend gemacht wird (Hertz, Malaria-Infektion 1886, pag. 58), dass öfter
bei den heftigsten Gehirnsymptomen das Hirn ganz frei von
Pigment gefunden wurde, so würde gegenüber solchen Fällen
noch immer die Annahme zulässig erscheinen, dass das Cirku-
lationshindernis hier nur vorübergehend nach Art eines Chock
gewirkt habe.[1]

Von Cirkulationsstörungen, welche sich in der Leber
abspielen, ist der Icterus abhängig zu machen. Indem diese
sich nur in einem Teile des Kapillaren-Gebiets der Arteria
hepatica etablieren, in einem andern Teile nicht, kann die Ausscheidung der Galle deshalb zunächst noch fortbestehen und
wird um so reichlicher erfolgen, als ja im allgemeinen die Bedingungen zur Gallenproduktion im Malaria-Fieber in höherem
Maße vorhanden sind.[2]

Zu der immerhin seltenen Leberschwellung kommt
es erst dann, wenn die aktive Stauung so bedeutend ist, dass
dadurch auch die Endäste der ven. ven. hepaticae (intralobularia)
komprimiert werden.

---

dem Vorgange der Hämatokytholyse frei werdende Hämoglobin in der
Leber stets in Bilirubin umgewandelt; die so erzeugte Hypercholie
bringt sich in dunkel gefärbten Fäces zum Ausdruck; erst wenn die
Leber diese Umwandelung des Hämoglobin nicht mehr vollständig
zu leisten vermag, tritt das Hämoglobin auch in den Harn über; das
soll geschehen, „wenn die Menge des freien Hämoglobin etwa $1/60$ des
im Gesamtblut vorhandenen Blutfarbstoffes übersteigt".

[1] In denjenigen Fällen, wo das Coma in Verbindung mit Anurie
auftritt, wird man dasselbe wohl auch durch eine urämische Intoxikation erklären können. Garnieri (25) macht das Coma malaricum
abhängig von einer bis zur Stase gehenden Verlangsamung der Pfortader-
cirkulation, bewirkt durch die Anhäufung von Plasmodien und Blutkörperchen in den Pfortadercapillaren; das wirke gleich einer Pfortader-
unterbindung im Ludwig'schen Experiment.

[2] Stadelmann (26) erklärt den Icterus bei den analogen Vorgängen der Arsenwasserstoff-Vergiftung dadurch, dass eine reiche,
aber abnorm eingedickte Galle produciert werde, welche durch diese
ihre Eigentümlichkeit zur Resorption Veranlassung gebe.

Ob die Pneumonien, Parotitiden, Karbunkel, Furunkel und das ganze Heer der Malaria-Komplikationen in ähnlichen Cirkulationsstörungen, in solchen lokalen thrombotischen Vorgängen innerhalb der betreffenden Körperregionen ihre letzte Ursache und Erklärung finden, oder ob dieselben ganz zufällige, ausserhalb des Malaria-Prozesses stehende Erscheinungen sind, wage ich nicht zu entscheiden. Immerhin wäre auch eine solche Annahme die Konsequenz der in Vorstehendem entwickelten hypothetischen Anschauungen.

Kapitel XIV.

Die Prophylaxe und Therapie der Malaria-Krankheiten unter Berücksichtigung tropenhygieinischer Gesichtspunkte.

Mit Rücksicht auf die ätiologische Seite der Malaria als einer Infektionskrankheit hat jede Therapie mit einer möglichst umfassenden Prophylaxe ihren Anfang zu nehmen. Gerade bei den Malaria-Krankheiten kommt es ganz wesentlich darauf an, die erste Erkrankung zu vermeiden, da erfahrungsgemäſs jede einmalige Erkrankung die Ursache zu immer weiteren, nachfolgenden wird. Entsprechend der Vorstellung, welche ich mir über die Art der Einwirkung des Malariavirus auf den Organismus mache, nehme ich an, dass die Bekämpfung der Malaria-Infektion im Wesentlichen mit einer Bekämpfung der Anämie zusammenzufallen hat. Die Anämie braucht nicht einmal eklatant zu sein, sondern bloss eine relative, individuelle, eine solche, welche einem Zustande des Blutes entspricht, in welchem dieses das Malariavirus nicht mehr zu eleminieren vermag. Den Hauptwert sowohl im prophylaktischen, als auch im eigentlich therapeutischen Sinne würde ich demnach auf die konsequente Durchführung eines roburierenden Regimes legen zu sollen glauben; dazu gehört freilich manches, was in tropischen Ländern, besonders in denjenigen, in welchen sich die Kolonisation erst vorbereitet, nicht leicht durchführbar ist, und desshalb wird die Berücksichtigung dieses Gesichtspunktes oftmals ein frommer Wunsch bleiben müssen. Es gehört hierzu vor allem die Beschaffung möglichst vollkommener hygieinischer Grundbedingungen, wofür unter anderem auch Max Buchner (27) und Heinemann (28), letzterer auf Grund einer 18jährigen Erfahrung in Mexiko, eintreten. Hauptberücksichtigung verdient die Sorge für reichliche Fleischkost, was ich im Gegensatz zu denjenigen Anschauungen hervorheben möchte, welche unter Hinweis auf manche von Vegetabilien lebende Eingeborenenvölker auch für den Europäer die Fleischkost auf ein Minimum beschränkt wissen wollen.[1] Heinemann sagt darüber: „nirgends kann der europäische Vegetarianer grösseres Fiasko machen, als in Tropenländern. Fleisch muss hier für den Europäer unbedingt den Hauptbestandteil der Nahrung ausmachen." Derselbe Autor lässt auch tüchtig Alkoholika (besonders Porter) trinken und rechnet dieselben direkt zu den Präservativmitteln gegen Malaria. Ich selbst habe mir über den Wert des Alkoholgenusses in einem tropischen Fieberlande das folgende Urteil gebildet: Die Ansicht, dass man in den Tropen den Alkohol wie seinen grössten Feind zu meiden habe, beruht in ihrer Allgemeinheit sicher auf Vorurteil. Der mäfsige Genuss von Bier und Wein empfiehlt sich nicht nur

---

[1] Wenn Eingeborenenvölker Vegetarier sind, so sind sie es meist infolge des Mangels an genügenden Fleischvorräthen; sowohl der Reis essende Malaye, als der Yam essende Melanesier kennen keinen grösseren Genuss, als ein Stück frischen Fleisches; man muss ferner hierbei die Quantität der vegetabilischen Speisen berücksichtigen, an welche solche Eingeborene gewöhnt sind; auch die stärksten europäischen Esser würden in Bezug auf das Volumen der Mahlzeit nicht mithalten können.

für den gesunden Menschen, sondern in noch weit höherem Maße für denjenigen, welcher häufigen Fiebererkrankungen ausgesetzt ist. Die Beobachtung lässt sich nicht von der Hand weisen, dass diejenigen, welche niemals oder doch nur ganz selten vom Fieber befallen wurden, gewöhnlich Leute waren, welche einem soliden Alkoholgenuss nicht abhold waren, die Herren mit dem embonpoint und dem stets heiteren, über Kleinigkeiten hinweg sehenden Gemüt. — Es ist aber auf der anderen Seite unleugbar, dass die Schnapstrinker, die patatores communes, nicht nur keine Spur von Immunität, sondern ganz im Gegenteil eine offenbare Disposition zu Fiebererkrankungen bekunden; das eine so leicht verständlich für den Arzt wie das andere. Denn es wird sich derjenige gegenüber den Malaria-Erkrankungen stets am widerstandsfähigsten zeigen, welchem vermöge seines Lebensberufs und der für ihn in Betracht kommenden Lebensbedingungen die Möglichkeit gegeben ist, sich auf der Höhe seines körperlichen Gleichgewichts zu halten. Nach dieser Richtung unterstützend wirkt zweifelsohne der mäßige Alkoholgenuss, weil er den Appetit anregt und auch wie bekannt als Sparmittel für den körperlichen Haushalt in Betracht kommt. Der abusus spirituorum dagegen „entnervt" den Menschen in den Tropen sowohl, wie irgend wo anders, und macht ihn in der Malaria-Gegend eben als reducierten, anämischen Menschen ganz vorwiegend für das Malariavirus empfänglich.

Dass alle „Konservenkost" thunlichst auf das Minimum beschränkt und durch frische Kost ersetzt werde, ist eine weitere unerlässliche Forderung des Tropenhygieinikers. Denn nichts wirkt ermüdender auf die Thätigkeit der Magen- und Darmfunktionen als die Gleichförmigkeit einer reizlosen Konservenkost. Die Beschaffung frischen Fleisches ist in Gegenden, welche keine Jagd darbieten und wo auch von den Eingeborenen des Landes nicht viel zu erhandeln ist, nicht ohne grosse pekuniäre Opfer zu erzielen. Sofern es sich um kleine Haushälte handelt, welchen ich das Wort reden möchte, würde sicher durch die

Anschaffung von Hühnern und Ziegen viel genützt werden können, auch an Fischen dürfte es nicht leicht ganz fehlen. Auch auf die Zubereitung der Speisen ist nicht geringerer Wert zu legen, als bei uns zu Lande; die Ansicht, dass man in den Tropen die Speisen stark würzen und besonders pfeffern müsse, ist wohl nur eins von den vielen gangbaren Vorurteilen, an welchen das Leben in den Tropen so reich ist; doch wollen manche Beobachter wie neuerdings Martin (62. Versammlung deutscher Naturforscher und Ärzte) in dem Pfeffergenuss thatsächlich ein Präservativ gegen die Malaria erblicken.

Früchte aller Art werden natürlich zur Abwechselung des Mahls willkommen sein.

Die Einteilung der Mahlzeiten ist ziemlich belanglos und kann dem Belieben eines jeden Einzelnen überlassen bleiben; doch gilt die Sitte, die Hauptmahlzeit auf den Abend (6 Uhr) zu verlegen, im allgemeinen als empfehlenswert.

Nächst der Sorge für die Beschaffung einer gesundheitsgemässen Kost, kommt für die Malariaprophylaxe die Wohnungsfrage in Betracht. Ich habe gezeigt, wie enge, überfüllte Wohnräume zu lokalen Infektionsherden werden können. Erste Bedingung für eine gesundheitsmässige Wohnung ist deshalb die Sorge für viel Raum, Licht, Luft und Reinlichkeit. Dieses sind Faktoren, von denen das Fehlen jedes einzelnen, schon unter gewöhnlichen Verhältnissen, als höchst zweifelhaft für das gesundheitliche Befinden des Menschen betrachtet werden muss; um wie viel mehr in einem Lande, wo der Körper dem Verhältnisse erschwerter und demnach auch erhöhter Arbeitsleistung entsprechend, auch der grösseren Erholung und Bequemlichkeit bedarf. Sogenannte „Kasernenwohnungen", wo vielen Menschen zugleich hicht viel mehr als eine Schlafstelle gewährt werden kann, sind vollständig zu verwerfen. Die Lage des Wohnplatzes wird oftmals durch praktische Gesichtspunkte bestimmt; wenn man die Wahl hat wird man selbstredend höher gelegene Punkte bevorzugen, wegen der besseren Ventilation und des leichteren Abflusses des Regenwassers; kleine unbewaldete Inseln sind als Wohnplätze noch entschiedener vorzuziehen. Dem Baumaterial ist für die in Rede stehende Frage kein besonderer Wert beizulegen; wenn man Holzhäuser, wie meistenteils, wählt, so empfiehlt sich ein $1/2$—1 m hoher Unterbau aus Pfählen, aus Gründen der Ventilation wie auch aus anderen praktischen Gesichtspunkten[1]). Holzhäuser dürften im allgemeinen der Veranda nicht entbehren; diese schützt die Wände des Hauses gegen zu grosse Hitze, wie auch gegen Durchfeuchtungen[2]).

Unerlässliches Erfordernis für die Erhaltung körperlicher Frische ist das tägliche Bad. Es müssen deshalb bequeme Bade- (Douche-) Einrichtungen im Hause oder in der Nähe des Hauses beschafft werden.

Auch in anderer Weise ist für die Stählung des Körpers zu sorgen; durch reichliche Bewegung, Turnübungen, Reiten, Schwimmen u. a. Leib- und Bettwäsche sind häufig zu wechseln, häufiger wie bei uns zu Lande. Die Stuhlthätigkeit ist nötigenfalls durch Arzneien zu regulieren[3]).

Eine regelmässige, fleissige Beschäftigung ist auch für die Tropen goldene Lebensregel. Nichts erschlafft mehr als Unthätigkeit, nichts rächt sich andererseits auch in höherem Grade, als forcierte körperliche oder geistige Anstrengungen; . besonders ist auch nach durchgemachten Fiebern eine Rekonvalescenzzeit geboten.

Die bisher hervorgehobenen Gesichtspunkte entfallen in das Bereich der individuellen Prophylaxe; ich habe dieselben

---

[1]) Ich will nicht direkt in Abrede stellen, dass sehr hohe Pfahlkonstruktionen auch einen direkten Schutz gegen die Malaria bilden können; es müsste dabei aber an sehr hohe Pfahlbauten gedacht werden, 15—20′ über dem Erdboden, wie Martin (62. Vers. dtsch. Ntfr. und Ärzte in Heidelberg) dieselben für Sumatra angiebt.

[2]) Über die Konstruktion brauchbarer Veranden siehe meinen Aufsatz „Tropenhygieinische Betrachtungen" in der „Deutschen Kolonial-Ztg." 1888, No. 43—46.

[3]) Über zweckmäfsige Kleidung siehe meinen Aufsatz in der „Deutschen Kolonial-Ztg." 1888, No. 43—46.

vorangestellt, weil ich glaube, dass sie in erster Stelle berücksichtigt werden sollen; denn ich meine, dass es, praktisch betrachtet, hier vorzugsweise darauf ankommt, die Widerstandsfähigkeit des einzelnen Individuums gegenüber den Infektionsbedingungen zu stärken und dass erst in zweiter Stelle füglich daran gedacht werden kann, den eigentlichen Offensivkampf gegen das Malariavirus zu führen.

Man wird Sümpfe trocken legen, wo solche existieren, wird Drainagearbeiten ins Werk setzen, wo solche benötigt sind, wird kulturloses Land zur Kultur führen und Wege und Strassen anlegen — aber Alles das wird gleichen Schritt halten müssen mit den Überlegungen, welche aus wirtschaftlichen Gesichtspunkten hervorgehn. Wie diese sich allmählich fortschreitend entwickeln, so wird auch der Kampf gegen die Infektionsbedingungen nur schrittweise von statten gehn; er dauert Jahrzehnte; sein Endziel ist die Kultur.

Sehr wichtig ist es dagegen, von vornherein auf die Berücksichtigung gewisser sanitärer Maſsnahmen Bedacht zu nehmen. Dazu gehört vor allem die Begründung eines komplett eingerichteten Hospitals. Ein solches ist in den Anfangsstadien einer Kolonie gradezu erstes und unentbehrliches Erfordernis. Denn es liegt in der Natur der Sache, dass sich an der Centralstelle einer neu zu gründenden Kolonie vorwiegend unverheiratete Männer zusammenfinden, welche für die Pflege erkrankter Kameraden gewöhnlich nicht Neigung und Verständnis zeigen, welchen aber auch selbst bei dem besten Willen, solches zu leisten die dazu erforderlichen Mittel fehlen. In Kaiser Wilhelms-Land war aus solchen äusseren Gründen an eine rationelle Krankenpflege lange Zeit hindurch garnicht zu denken.

Zu der medikamentösen Prophylaxe und Therapie übergehend, so empfiehlt sich der öftere Gebrauch von Eisenpräparaten.

Ob man in Malarialändern prophylaktisch Chinin gebrauchen solle oder nicht, ist eine noch nicht hinlänglich entschiedene Frage; ich habe mich früher dagegen ausgesprochen; je mehr ich aber zu der Erkenntnis gelangt bin, in welcher Weise das Chinin auf den malariakranken Organismus wirkt, um so weniger würde ich jetzt dagegen etwas einzuwenden haben, dass gleich von vornherein im prophylaktischen Sinne kleine Chiningaben Verwendung finden. Man wird Eisenund Chininpräparate, etwa in Pillenform, kombinieren können (1.5— 3. Chinin muriat. und 10 Ferr. lactic. auf 50 Pillen). Es wird nun freilich dadurch eine sichere Prophylaxe nicht zu erzielen sein; eine solche giebt es überhaupt nicht in einer ausgesprochenen Malariagegend; immerhin aber wird das Allgemeinbefinden von vornherein auf einem höheren Niveau gehalten werden können und damit ist schon viel gewonnen für die Therapie aller später eintretender Erkrankungen. Aus den im Cap. III gemachten Zusammenstellungen geht hervor, dass der Europäer, welcher an den Fiebererkrankungen teilnimmt, ein immerhin grosses Chininquantum von 25—50 gr. pro Jahr zu verbrauchen sich genötigt sieht. Ich würde mir die Sachlage für ihn sehr viel günstiger denken, wenn er von Anfang an, gleich mit dem Betreten des Fieberlandes, mit einem eben solchen Chininquantum pro Jahr rechnen würde, schon bevor er sein erstes Fieber bekommt. Wenn der Beweis erbracht werden würde, dass man sich in einem Malarialande gegen die Infektion durch den wöchentlichen Verbrauch von etwa 1 gr. Chinin gegen die Erkrankungen schützen könnte, so würde ich gar kein Bedenken tragen, diesen modus des Chiningebrauchs anzuempfehlen. Derselben Ansicht ist auch von anderer Seite bereits Ausdruck gegeben worden, so von Plehn (29), welcher annimmt, dass man sich durch den Verbrauch von je 1 gr. Chinin in 7 tägigen Intervallen, von dem Eintreffen in die Fiebergegend ab gerechnet, gegen die Erkrankungen schützen könne. Der genannte Autor denkt sich die Wirkung des Chinin in der Weise, dass es in die Gewebsflüssigkeit aufgenommen, die noch frischen Krankheitskeime zu ersticken vermöge und setzt dabei stillschweigend voraus, dass die Inkubation länger als 7 Tage dauere. Nach ihm sind neuerdings auch Graeser (30) und Buwalda, letzterer auf Grund seiner Beobachtungen in niederländisch Indien, für den prophylaktischen Chiningebrauch eingetreten. Buwalda verabfolgte das Chinin wöchentlich 3 mal zu je 1 gr., was im Laufe des Jahres allerdings zu dem enormen Chininverbrauch von 156 gr. pro Person führen würde. Jedenfalls halte ich Versuche in dieser Richtung für sehr empfehlenswert; ich würde raten, einem Teile eine einmalige wöchentliche Dosis von 1 gr., einem zweiten Teil eine solche geteilt an 2 bestimmten Tagen der Woche, einem dritten Teil das Chinin in Tagesdosen von 0,15 ein Jahr hindurch zu verabreichen; ein Nachteil erwächst dabei in keinem Falle. Um solche Experimente durchzuführen, bedarf es freilich einer gewissen Stabilität der Verhältnisse, und soweit es sich nicht gerade um Drill handeln kann, auch eines intelligenten zuverlässigen Versuchspersonals. Überhaupt bin ich der Ansicht, dass man an gewisse hierher gehörige Fragen experimentell herantreten sollte; so besonders an Fragen, welche sich auf Wohnplatz, Wohnung, Schlafen bei geöffneten oder geschlossenen Fenstern u. a. beziehen. Verständnis für diese Fragen wird man bei dem intelligenten Teile der Kolonisten stets voraussetzen dürfen; es kommt nur darauf an, dass nicht ein jeder seine persönlichen Anschauungen in solchen Experimenten zum Ausdruck bringt, sondern dass die Anregung und Anleitung von einer Centralstelle, dem Arzt, den Behörden etc. aus geschieht. In geradezu grossartiger Weise könnten solche Versuche bei dem farbigen Arbeiterpersonal durchgeführt werden an Orten (Plantagen), wo mehrere hundert Arbeiter unter denselben Bedingungen zusammen leben. Hauptsache bliebe da nur die Verständigung aller der dabei beteiligten Faktoren: Arzt, Plantagenvorsteher, Aufseher etc.[1]

---

[1] Mit Rücksicht auf die eminent praktische Seite der Malaria-Erkrankungen wird es meist auch nicht zu schwer halten, intelligente Kräfte für die Mitarbeit an einer zuverlässigen Statistik zu ge-

Handelt es sich nicht mehr um die Prophylaxe, sondern um die Therapie der Malariaerkrankungen im engeren Sinne, so wird je nach der Form, unter welcher sich die Erkrankung darstellt, und je nach den jedesmaligen Symptomen, eine symptomatische Behandlung eingeleitet werden sollen. Am wichtigsten bleibt auch hier die Beantwortung der Frage: Soll man während des Malariafiebers Chinin verabreichen? Bei der typischen Intermittens ist dasselbe während des Paroxysmus sicherlich zu entbehren; atypische Fieber von unregelmässigem, protrahiertem Temperaturverlauf lassen sich in ihrem Gange auch nicht im geringsten durch das Chinin beeinflussen; alle Versuche mit schon recht wirksamen Gaben von 1,0 und 1,5

------

winnen. Ich habe für Kaiser Wilhelms-Land die folgenden Gesichtspunkte in Vorschlag gebracht:

I. Allgemeine Situation:

Kurze Beschreibung der Lage des Wohnplatzes, ob am oder wie weit ab vom Meere, oder im Flach- oder Hochland, ob und für welche Winde zugänglich, welcher Art der Baugrund, wie der Untergrund, welcher Art das Trinkwasser (Fluss-, Brunnen- oder Regenwasser), welche grössere Anpflanzungen in der Nähe des Hauses und in welcher Entfernung und Richtung, welcher Art das Baumaterial zum Wohnhause; wenn auf Pfählen konstruiert, wie hoch der Unterbau; wie gross die Schlafzimmer und mit wie vielen Personen belegt; nach welcher Richtung sich die Fenster und Thüren des Schlafzimmers öffnen, ob solche während der Nacht geschlossen gehalten werden? welches das Körpergewicht, welches die vorwiegende Ernährung? wie oft in der Woche frisches Fleisch? wie der frühere Gesundheitszustand? wird mediziniert?

II. Monatsrubrik:

Trockener Monat oder Regen, mäfsiger Regen oder auffallend viel Regen? zur Tages- oder Nachtzeit? welches die vorwiegenden Windrichtungen?

III. Erkrankungsrubrik:

No.; | Dat.; | Name; | die wievielte Malaria-Erkrankung; | Temperaturmessung (eine oder zwei); | wieviel Chinin nach der Erkrankung; | auf wieviel Tage verteilt; | andere Medikamente. |

In derselben Weise habe ich auf den Wert der Körpertemperaturmessungen hingewiesen und mich dahin ausgesprochen, dass in Malaria-Gegenden das Fieberthermometer das wichtigste Besitzthum jedes intelligenten Menschen bilden müsse.

Chinin muriat. die Temperatur herabdrücken zu wollen, haben sich als vergeblich gezeigt (siehe die Temperaturtabellen und Krankengeschichten!). In den Fällen von Malaria comatosa würde mir das Chinin wegen der starken Erregung des centralen Nervensystems nicht unbedenklich erscheinen; die einzige Form, in welcher das Chinin, wie ich glaube, auch während des Fieberstadiums angezeigt erscheint, ist diejenige der Malaria biliosa haemoglobinurica wegen der unzweifelhaft günstigen Einwirkung, welche das Chinin hier auf die gestörten Cirkulationsverhältnisse in Nieren und Leber ausübt. In allen andern Fällen würde ich nach meiner Erfahrung das Chinin während des Fiebers entbehren können; dasselbe höchstens bei protrahiertem Fieberverlauf als schätzbares Roburans nicht ganz (in kleinen Gaben) missen wollen. Ganz anders stellt sich die Frage, ob das Chinin nach abgelaufenem Fieber verabreicht werden solle, was ich für alle Fälle unbedingt bejahen möchte.

Es kommt allerdings wesentlich darauf an, sich eine richtige Vorstellung darüber zu machen, in welcher Weise das Chinin auf den kranken Organismus überhaupt einwirkt. Ist dem Chinin eine spezifische Einwirkung auf das Malariavirus zuzuschreiben, besitzt es die Fähigkeit, das im Körper bezw. im Blutstrom kreisende virus abzutöten? Nach den Councilmanschen Untersuchungen müsste man das insofern annehmen dürfen, als er nach einer dreimaligen Dosis von je 1 g Chinin, 2 darauf folgende Tage hintereinander verabfolgt, alle Formen der Plasmodien zum Verschwinden brachte, mit Ausnahme der „Halbmonde", welche noch monatelang trotz energischster Chininkuren nachgewiesen werden konnten. Es fragt sich also, was man unter diesen „Halbmonden" zu verstehen habe; wenn etwa „Dauersporen", so würde die specifische Wirkung des Chinin auch immer nur eine unvollständige, nicht ausreichende gewesen sein.

Am Krankenbette zeigen selbst grosse Dosen Chinin keine deutliche Einwirkung auf den Krankheitsverlauf; ich gab in dem einen Falle fünf Tage hintereinander 2,0; 4,5; 1,0; 3,0; und 3,5 g, ohne dass dadurch die Temperatur herabgedrückt oder Krise herbeigeführt wurde; ein Heilgehülfe nahm bei Beginn eines Fieberparoxysmus aus purem Übereifer 6 g Chinin in einmaliger Dosis; seine Temperatur blieb trotzdem über 40° stehen und das Fieber fiel nicht früher ab als sonst; auch folgte das Recidiv in dem gewöhnlichen Zeitraum.[1]

Ein anderer Kranker erhielt nach Ablauf des Fiebers 10 Tage hindurch täglich 1,0 g Chinin; am 11. Tage bekam er mit Aussetzen des Chinin sein Recidiv. Wäre das Chinin ein Specificum, so müsste man doch mit einem bestimmten Quantum desselben, welches etwa nur mit dem Alter des Kranken zu variieren hätte, den gleichen Heileffekt erzielen, oder aber mit einem grösseren den grösseren Heileffekt; man müsste das für den einzelnen Fall zu seiner Heilung erforderliche Chininquantum ungefähr empirisch feststellen können. Das ist aber schlechterdings nicht möglich, sondern nach allen Versuchen kommt man immer wieder zu der Überzeugung zurück, dass die zur Heilung erforderliche Chininmenge für jeden Fall eine ganz individuelle ist; und damit erscheint mir der Glaube an das Chinin als an ein Specificum arg erschüttert.

Die häufige Beobachtung der Malariaerkrankungen hat mir jedoch die folgende Überlegung nahe gelegt:

Wenn ich die Reihe derjenigen Kranken durchmusterte, welche trotz geringer Chininkuren vergleichsweise lange gesund blieben und andrerseits die andere Reihe derjenigen Kranken, welche bei wohl durchgeführten, sehr energischen Chininkuren doch immer wieder erkrankten, so konnte ich mich zugleich leicht überzeugen, dass die ersteren — die grosse Minorität — sich durchweg eines befriedigenden Ernährungszustandes, einer für tropische Verhältnisse ausserordentlichen Körperfrische zu

---

[1] Von einer temperaturherabsetzenden Wirkung des Chinins bei den Malaria-Fiebern in sonst wirksamen Dosen von 1,5—2,0 g habe ich mich niemals überzeugen können, was ich hier gegenüber gegenteiligen Ansichten ausdrücklich hervorheben möchte.

erfreuen hatten; dass den letzteren dagegen — der grossen Majorität — eine mehr oder weniger hochgradige Anämie zukam; ich konnte weiterhin beobachten, dass, wenn bei der letzteren Kategorie die Chininkuren einschlugen, das immer auch nur der Fall war, wenn sich unter dem Chiningebrauche zugleich die Anämie hob. Daraus habe ich gefolgert, dass das Chinin vorzugsweise durch die Hebung der Anämie wirkt, dadurch wahrscheinlich, dass es das Hämoglobin fester an die Blutkörperchen direkt oder durch Vermittelung des Sauerstoffes — wie Binz, Rossbach etc. es annehmen — bindet und somit dem Zerfall der rothen Blutkörperchen, der Hämatocytholyse entgegen wirkt.[1]) Ich stelle mir vor, dass eine normale Blutbeschaffenheit die malariaparasitären Einflüsse mehr oder weniger zu paralysieren vermag, dass es aber bei mangelhafter Blutbeschaffenheit (relative Anämie) zu einer Zerstörung und Auflösung der roten Blutkörperchen durch die Malariaplasmodien, zur Hämoglobinämie kommt, in welcher sich das einzelne Malariafieber zum Ausdruck bringt, manifestiert. Ich stelle mir weiter vor, dass die nach einem abgelaufenen Fieberanfalle stets mit Erfolg gegebene Chiningabe den gestörten Zusammenhang zwischen dem Hämoglobin und den roten Blutkörperchen wiederherstellt und dass dazu ein bestimmtes, empirisch auf 1,25—1,5 festgestelltes Chininquantum erforderlich ist; dass dieses Quantums für gewöhnlich jeder, auch der kräftigste und vollsäftigste Mensch bedarf; dass dieser aber damit bereits oftmals genügendes gethan hat, während andrerseits anämische Personen den Reiz des Chinin längere Zeit auf ihr Blut wirken lassen müssen, um vor neuen Hämatocytholysen bewahrt zu bleiben.

In diesem Sinne wirkt das Chinin also immer günstig und ist ein sehr wertvolles, unentbehrliches Arzeneimittel; und

---

[1]) Dementsprechend ist auch die im Urin als Umsetzungsprodukt des Körpereiweisses erscheinende Harnstoffmenge verringert. Zunts fand bei einer Dosis von 2,0 g Chinin eine Herabminderung der Harnstoffausscheidung um 39 % (Nothnagel und Rossbach, Handbuch der Arzeneimittellehre, 1887, pag. 661).

von diesem Gesichtspunkte aus wäre es dringend zu wünschen, dass jeder im tropischen Fieberlande lebende Mensch die so oft und an so verschiedenen Stellen erprobte Thatsache der günstigen Chinineinwirkung ganz unbedingt auf Treu und Glauben hinnehmen möchte, ohne viel darüber nachzugrübeln, wie es kommt, dass er selbst oder der eine oder der andere seiner Bekanntschaft dem etwa widersprechende Beobachtungen gemacht habe.

In dieser Beziehung kann dem Laien im allgemeinen nicht energisch genug die Fähigkeit abgesprochen werden, sich in solchen schwierigen Fragen ein objektives, allgemein gültiges Urteil anzueignen.

Was also das Chinin leistet, ist dieses: 1. es verhindert gewöhnlich, in der fieberfreien Zeit gegeben, das Zustandekommen des zweiten Anfalls: 2. es trägt, längere Zeit fortgebraucht, stets zur Hebung der Anämie bei und giebt dem Blute seine verloren gegangene Fähigkeit, das Malariavirus zu eleminieren, zurück. Es schützt somit gegen Recidive oder wahrt doch denselben, wenn sie eintreten, einen relativ gutartigen Charakter, lässt die perniciösen Formen der Malaria gewöhnlich nicht aufkommen.

Wenn das Chinin gelegentlich im Stich lässt, so ist entweder eine unzweckmässige (Chinin. sulph. in Pulverform) oder verspätete Darreichung desselben daran schuld oder es liegen, wie nach akuten Malariaattacken häufig, Störungen in der Magen- und Darmthätigkeit vor, welche die Resorbtion erschweren. Auch ist es wichtig zu wissen, dass wenn die Apyrexien nicht ganz reine sind, der zweite Anfall auch trotz wirksamer Chiningaben eintritt. Ich habe es deshalb für zweckmässig befunden, das Chinin nur in denjenigen Intermissionen zu verabreichen, bei welchen die Temperatur unterhalb 37,5 gefallen war. Nachteilige Einwirkungen des Chinin braucht man nicht zu besorgen; die Fälle von Chininintoxikationen, von welchen in der neueren Zeit berichtet wird,[1]) dürften teils anders zu deuten, teils als sehr seltene kaum in Betracht zu ziehende Ausnahmen anzusehen sein. Man wird freilich, wie ich glaube, nicht ohne Grund über die Tagesdosis von 2 g hinausgehen sollen.

Von Chininpräparaten verdienen das doppelschwefelsaure und salzsaure wegen ihrer Löslichkeit in Wasser den Vorzug; in dieser Hinsicht sind sie auch als Klysmata mit Mucilg. gum. arab. sehr wohl verwendbar; bei nervöser Reizbarkeit des Kranken zugleich mit Chloralhydrat zusammen, um Schlaf zu erzielen.

Gewöhnlich wird das Chinin in gelöster Form (mit Wasser oder Cognac, und Zusatz von viel Tinct. oder Syrup. cort. aurantior. als Corrigens) auch gut per os genommen; es muss hierbei schon etwas an den energischen Willen des Kranken appelliert werden.

Die subkutane Applikationsmethode habe ich nicht empfehlenswert gefunden, einmal, weil das mit einer Spritze inkorporierte Quantum nicht ausreichend ist, sodann, weil sich an den Einstichstellen, auch bei strengster Beobachtung antiseptischer Cautelen, oftmals lokale Entzündungen bilden.

Die für jeden einzelnen Fall erforderliche Chininmenge richtet sich weniger nach theoretischen Erwägungen, als nach dem jedesmaligen Allgemein-

---

[1]) Barata Ribeiro hat nach Verabreichung von 1,5 Chinin. sulph. bei Febr. intermittens adynamica mit Temperatur 41 (!) Hallucinationen gesehen; Hilario de Gonveia nach einer Gabe von 4 g Amaurose und Ischämie der Netzhaut; Pispiris bei Anwendung von 1,25 Chinin. sulph. Magenblutung und blutige Darmentleerungen, in anderen Fällen bloss Diarrhöen (in Schmidt's Jahrbüchern 1889); Pampoukis und Chomatianos (recherches cliniques et expérimentales sur l'hémosphérinurie quinique Progrès med. No. 27 in Virchow-Hirsch 1888, II, pag. 34), berichten sogar von Fällen, wo nach Chiningebrauch (im II. Anfalle) Hämoglobinurie auftrat, was sich mit den so günstigen Einwirkungen, welche das Chinin sonst gerade bei den Fällen von fièvre bilieuse hématurique zeigt, garnicht zusammenbringen lässt.

befinden des Kranken; ich habe gewöhnlich nicht unter 5 und nicht über 15 g in einer Tour fortbrauchen lassen, in kleinen Tagesdosen von 0,5 oder einer grösseren Dosis, jeden zweiten oder dritten Tag. Selbstverständlich war nach Abfall des Fiebers stets zunächst eine Dosis von 1,0—1,25—1,5 Chinin, 2 Tage hintereinander gegeben, erforderlich.

Die grössten Chininmengen kommen bei der chronischen Malariainfektion in Betracht und der Einfluss derselben auf Milztumor und Anämie ist dann stets ein hervorragender. Nicht recht verständlich ist die häufig zu beobachtende Thatsache, dass im Malariasiechtum befindliche Personen mit dem Moment, wo sie anfangen Chinin zu nehmen, bisweilen Fieberanfälle bekommen. Es mag hier der Chininreiz auf den Körper wie eine Indisposition wirken, und analog einer Erkältung, dem kalten Bade etc. einen Fieberanfall auslösen;[1]) wo und in welchen Fällen man aber auch das Chinin anwenden mag, erster Grundsatz bleibt immer, das Chinin nur als ein unterstützendes therapeutisches Moment anzusehen; erst alles andere, was mit dem Chinin zusammen berücksichtigt werden muss, kann einen durchschlagenden Kurerfolg sichern; das ist vor allem absolute Schonung und exquisite Pflege; in manchen hartnäckigen Fällen ist ein wenigstens temporärer Klimawechsel, etwa auch nur in der Form einer längeren Seereise, unerlässliches Erfordernis.

Kurze Kasuistik:

Krankengeschichte No. 33.

1. Ein ca. 14jähriger Melanesier hat am 7. XII. *Fieberparoxysm.* mit grossem Milztumor (III); erhält am 8. XII. bei normaler Temp. 1,0 Chin.; darauf vom 9.—11. XII. täglich 1,0; vom 12.—16. XII. täglich 0,5 Chin. (also zusammen 6,5 g); am 17. XII. wird das Chin. ausgesetzt; am 18. XII. setzt neuer *Paroxysm.* ein.

---

[1]) Man kann sich vorstellen, dass das Chinin (und wohl auch ein kaltes Bad) die kontraktilen Elemente der Milz zur Kontraktion veranlasst und damit schlummernde Keime in den Blutstrom schickt, welche den Paroxysm. auslösen.

2. Derselbe Kranke fiebert vom 18. XII.—20. XII. im kontinuierlichen Typus; am 20. XII. früh Temperatur 40,1, um 8 Uhr Chin. 1,0; die Temperaturen betragen um 10 Uhr 40,0, um 2 Uhr **40,3**, um 5 Uhr 40,1.

Bei einem andern Melanesier ebenfalls im kontinuierlichen Typus fiebernd, ist die Temperatur morgens auf 38,5 herunter gegangen; erhält ebenfalls 1,0 Chin.; 2 Stunden später 38,6; 6 Stunden später 40,2; am Abend 40,3.

Ein anderer zeigt nach einem Fieber im kontinuierlichen Typus morgens 37,7; erhält 1,5 Chin. in Lösung; Temperatur steigt an demselben Tage auf 38,2, 38,6, 38,7.

In der Vorstellung, dass das Chin. dadurch wirke, dass es das Hämoglobin fester an die roten Blutkörperchen binde, versuchte ich in einer Reihe von Fällen das Eisen, welchem ja eine ähnliche Wirkungsweise zugeschrieben werden muss; ich verabreichte liq. ferr. dialysat. bei melanesischen Kranken 2—3mal des Tages theelöffelweise und etwas darüber und fand, dass ein Einfluss des Eisens nicht zu verkennen ist: der Anfall blieb überhaupt aus oder er wiederholte sich im Tertiantypus oder im verspäteten Quotidiantypus.

Kurze Kasuistik:

Krankengeschichte No. 34.

1. 27. XII. *Paroxysm.* mit Milzschwellung I.
  28. u. 29. XII. je 2 Löffel liq. ferr.
  29. XII. mittags kurzer *Paroxysm.*, schon am Abend abgefallen.
  30. u. 31. XII. u. 1. I. täglich 2 Löffel liq. ferr.
  Anfall bleibt jetzt aus.

2. 27. XII. *Paroxysm.*
  28. XII. *Paroxysm.*
  29. XII. 1 Theelöffel liq. ferr., abends *Paroxysm.*
  30. XII. täglich 2 Löffel liq. ferr.
  31. XII.   „   „   „
  31. XII. abends *Paroxysm.*

3. 27. XII. *Paroxysm.* mit Milzschwellung II.
  28. XII.—31. XII. = 4 Tage je 2 Löffel liq. ferr.
  1. I. entlassen; *Paroxysm.* nicht wiedergekehrt.

4. 28. XII. mittags *Paroxysm.*, Milzschwellung III.
  29. XII.—31. XII. = 3 Tage je 2 Löffel liq. ferr. mit merklich
    zurückgebildetem Tumor (II—III) entlassen.
  2. I. *Paroxysm.*

5. 27. XII. *Paroxysm.* mit Tumor III.
  28. XII.—31. XII. = 4 Tage je 2 Löffel liq. ferr.

31. XII. mit wenig zurückgebildetem Tumor entlassen.
11. I. Recidiv.

6. 29. XII. *Paroxysm.* Milzschwellung III.
30. XII.—1. I. = 3 Tage je 2 Löffel liq. ferr.
11. I. Recidiv.

Über die Verwendbarkeit anderer Antipyretica als des Chinin habe ich selbst keine Erfahrungen gesammelt. Von anderer Seite, so besonders Martin (32), wird jedoch sowohl dem Natr. salicyl., als auch dem Antifebrin eine recht günstige Wirkung in Fällen von febris remittens zugeschrieben. Martin gab das Natr. salicyl. in grossen einmaligen Dosen von 3—5 g und sah darnach „stets" die Temperatur zur Norm zurückkehren, ohne dass kollapsartige Erscheinungen dabei eingetreten wären. In leichteren Fällen blieb die Temperatur dann auch normal, während in schwereren Fällen dazu noch eine zweite Gabe, kombiniert mit Chinin, nötig wurde. Bezüglich des Antifebrins äussert sich Martin (pag. 63): „Bei typhoider Remittens jeden Tag gleichzeitig mit der an und für sich eintretenden tiefsten Remission gereicht, war es im stande, aus dieser Remission eine kleine Intermission zu machen oder selbe doch erheblich zu verlängern, so dass ich in solchen Fällen vom Chinin, welches den Krankheitslauf kaum beeinflusst, ganz absehen und nur Antifebrin und Bäder anraten möchte. Nur ein Nachteil haftet dem Antifebrin an, dass es nämlich in der Wiederholung bei der 3. oder 4. Gabe eine entschieden schwächere Wirkung zeigt, welche sogar in schweren Fällen mit der 5. oder 6. Gabe ganz ausbleibt."

Die Zahl der zur Heilung der Malaria-Fieber angepriesenen Medikamente ist eine sehr grosse;[1] ich habe von denselben näher geprüft das Picrins. Ammoniak, die Warburg'sche Tinktur[2]

---

[1] Ich denke dabei garnicht einmal an die zahlreichen, mit schwindelhafter Reklame angepriesenen Patentmedizinen.

[2] Siehe darüber meine „Bemerkungen zur medikamentösen Therapie des Malaria-Fiebers". Therapeutische Monatshefte 1889, pag. 540.

und Eucalyptus- und Arsenikpräparate. Auch nicht ein einziges dieser Medikamente hat mich mit seinen Erfolgen annähernd so befriedigt, wie das Chinin; ohne Frage bleiben Fieberanfälle bisweilen aus; aber zur richtigen Würdigung dieses Verhältnisses muss man wissen, dass solches auch vorkommt, wenn überhaupt gar keine Arzeneien genommen werden. Das ist z. B. der Fall bei den Landeseingeborenen von Kaiser Wilhelms-Land, denen der Begriff von Arzenei und Arzeneiwirkung ganz unbekannt ist. Wenn manche Autoren die Wirkung ihrer Medikamente emphatisch als unübertrefflich und niemals versagend anpreisen, so werden sie sich wohl sicherlich oftmals über die wahre Sachlage in vollständigem Irrtum befunden haben und die Heilungen, welche sie erzielt haben, dürften wohl zum grossen Teile nur scheinbare gewesen sein; die Mehrzahl ihrer sogenannten „geheilten" Fälle dürfte sich vielmehr wohl unter der Rubrik „chronisches Malariasiechtum" weiter fortführen lassen; die Güte der Therapie lässt sich nicht beurteilen nach der grösseren oder geringeren Anzahl von Fiebererkrankungen, welche ein Mensch durchmacht; sondern für die Frage, ob Heilungen anzunehmen sind oder nicht, ist lediglich ausschlaggebend das Allgemeinbefinden, welches die Kranken **nach** ihren Fiebern weiterhin aufzuweisen haben; und das Verhalten der Milz.

Zur symptomatischen Bekämpfung der verschiedenen im Verlauf des Malariafiebers auftretenden Krankheitszustände kommen selbstverständlicher Weise eine Reihe der geläufigen Medikamente in Betracht; so findet man besonders häufig Veranlassung, ausgiebigen Gebrauch von den Opiaten zu machen. Von einigen Autoren (Falkenstein, „Ärztlicher Ratgeber") wird das Chloralhydrat besonders wertgeschätzt und demselben auch die Eigenschaft nachgerühmt, Krisen herbeizuführen; in denjenigen Fällen, in welchen ich das Chloralhydrat wegen Schlaflosigkeit verabreichte, habe auch ich öfters beobachten können, dass ein Fieber, welches mehrere Tage fortbestanden hatte, über Nacht nach gutem Chloral-Schlaf abfiel; ebenso oft habe ich diese Wirkung aber auch nicht eintreten sehen (vergl. in dieser Hinsicht die Temperaturkurven Fig. 3, 5, 8, 14, 15, 21 u. a.), so dass ich einen Entscheid in dieser Frage nicht zu treffen vermag. Immerhin erwies sich das Chloralhydrat als ein sehr brauchbares Medikament, dessen häufiger Anwendung leider nur zu oft die das Fieber begleitenden Magendarmstörungen entgegenstehen.

Additional material from *Die Malaria-Krankheiten unter specieller Berücksichtigung tropenklimatischer Gesichtspunkte*,
ISBN 978-3-662-32353-3 (978-3-662-32353-3_OSFO3),
is available at http://extras.springer.com

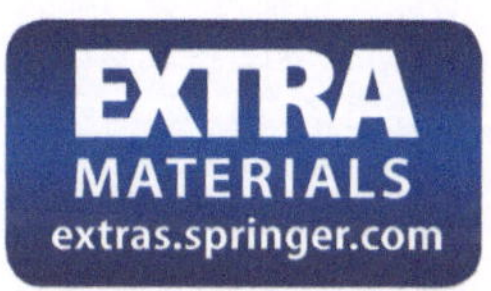